JN085811

たんぱく質が
しっかりとれるおかず300品

時短・作りおき・糖質オフ で体にいい！

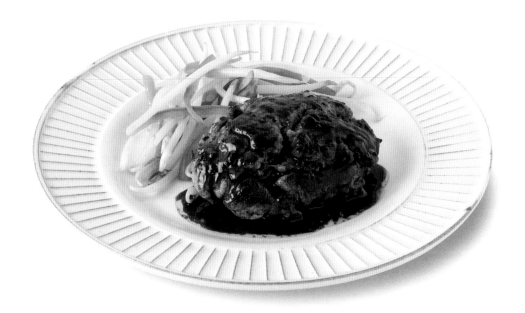

監修：**工藤孝文** 糖尿病内科医

編：**食のスタジオ**

CONTENTS

PART1
15分前後でできる！
超かんたんおかず

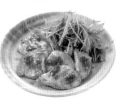

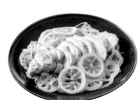

34   **COLUMN1**
たんぱく質がとれるサラダレシピ

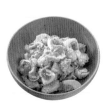

PART2
作りおきも同時にできる！たんぱく質のおかず

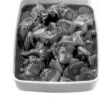

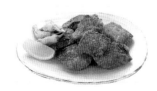

3

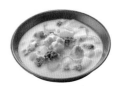

たんぱく質が補えるスープレシピ

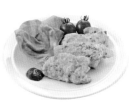

PART3
糖質オフで
たんぱく質も豊富なおかず

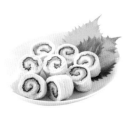

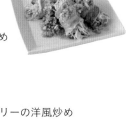

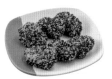

たんぱく質プラスの副菜レシピ

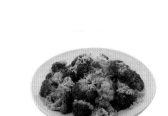

たんぱく質を摂取して 理想の体を目指す！

生きていくうえで欠かせない三大栄養素のひとつ、たんぱく質。
筋肉や皮膚、内臓などの組織やホルモン、酵素はたんぱく質から作られています。
それに加え、体のエネルギー源や機能調節の材料としても大活躍。
あなたは、たんぱく質を十分に摂取できていますか？

Q.
たんぱく質はなぜ大切なの？

A.
代謝を上げて、疲れにくい健康的な体になります！

たんぱく質は筋肉の材料となる、大切な栄養素。たんぱく質をしっかりとると、筋肉量が増え、代謝が上がり、消費エネルギーも増えます。免疫力もアップし、体の内側から健康になります。そのためにはたんぱく質はもちろん、炭水化物、脂質をバランスよくとることも大切です。

たんぱく質を
しっかりとる　　→　　筋肉量アップ　　→　　代謝が上がり
免疫力もアップ

たんぱく質を味方につけるとこんなメリットが！

食欲を抑制して、やせ体質に

たんぱく質は腹持ちがよく、摂取すると満腹ホルモンが分泌されるため、食事の満足度を高める効果があります。また、栄養素の中でも脂肪になりにくい性質をもつので、ダイエットの手助けにも。

強くてしなやかな体に

たんぱく質はホルモンや酵素の材料にもなるため、男性ホルモンや女性ホルモンとも深い関わりがあります。筋肉量を増やしてしっかりした強い体に鍛えたり、丸みを帯びたしなやかなボディーラインにしたり、自身の理想とする体作りのサポートをしてくれます。

たんぱく質が不足すると…

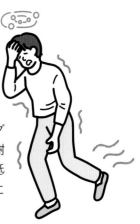

● 筋力低下

筋肉の約8割はたんぱく質からできており、食事制限や過度なダイエットでたんぱく質の摂取量を減らすと、筋肉量の低下や代謝が落ちて、疲れやすい体になってしまいます。また基礎代謝が低下してエネルギーが消費しづらくなるので、リバウンドの原因にもなります。

● 肌荒れ、髪・爪の不調

肌のハリやツヤを維持するコラーゲンは、たんぱく質のひとつで、不足すると肌のターンオーバーがうまくいかなくなり、シミやしわ、皮膚炎などの肌トラブルを引き起こす原因となります。また、髪の毛や爪の主成分は「ケラチン」と呼ばれるたんぱく質で、この不足により、抜け毛や切れ毛、爪が割れるなどが起こります。

● 集中力の低下

やる気を出すために必要なドーパミンの材料はたんぱく質で、不足すると頭の働きが鈍くなり、ボーッとして思考力が低下したり、集中力が持続しづらくなったりします。

ほかにも…
・貧血　　・むくみやすくなる　　・冷え性
・肩こりや腰痛になる　　・不眠になりやすくなる　　など

たんぱく質不足になる原因…
食事量の減少

ダイエットなどの減量目的での食事量減少のほかに、加齢にともなって食が細くなっている場合などは、たんぱく質不足に陥っている可能性があります。また、健康を考えて野菜中心の生活を送るなどで栄養が偏っている場合や、毎日同じような食事内容でメニューが単一化されている場合も、たんぱく質が不足していないか、注意が必要です。

高たんぱくな食習慣で
美と健康を手に入れる！

腹持ちがよく、食べたあとの満足度が高いたんぱく質の食材。
たんぱく質を上手に摂取していると健康的なスタイルを保ちやすくなります。
食べ方のコツなどをおさえて、体の内側からきれいになりましょう。

たんぱく質を上手にとるコツ

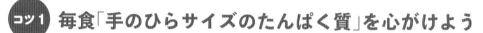

コツ1 毎食「手のひらサイズのたんぱく質」を心がけよう

1食あたりのたんぱく質量の摂取目安は20〜30g。手のひら片手分ほどの量感です。1品で手のひらサイズにするわけではなく、主菜、副菜、汁ものなどをすべて合わせて、1回の食事で「手のひら片手分」のたんぱく質摂取を意識しましょう。

コツ2 動物性と植物性のたんぱく質をバランスよく

たんぱく質には、肉や魚、卵、乳製品に含まれる動物性たんぱく質と、豆腐などの大豆製品やその他豆類、野菜に含まれる植物性たんぱく質の2種類があります。たんぱく質の摂取で心がけるのは、この2種類を1対1ずつ、バランスよくとること。ただ、動物性たんぱく質には脂質が多いものもあり、エネルギー量が高くなってしまうと肥満の原因にもなるので、脂身は落とす、ゆでたり蒸したりするなど、工夫をすることが大切です。

コツ3 空腹時にも、たんぱく質とエネルギーの補給を

体内のエネルギーが不足すると、脂肪と同時に筋肉も分解されてしまい、筋肉量が減り、基礎代謝が下がってしまいます。筋肉量が減ると太りやすい体になるため、空腹の時間を作らないことがおすすめ。1日3食に加え、間食をはさんでこまめにたんぱく質とエネルギーの補給をしましょう。

糖質オフとたんぱく質の関係

糖質オフとは？

糖質オフとは、炭水化物の一部である「糖質」を制限することをいいます。糖質は、活動エネルギーとして消費されますが、摂取しすぎると、消費されず余った分が脂肪となり、体内に蓄積されて太る原因になります。糖質オフを行うことで、体内で余って脂肪に変わる糖質が少なくなるので、ダイエットにつながります。しかし過度な糖質オフをすると、たんぱく質が分解されすぎて筋肉量が落ちてしまうので要注意です。

低糖質・高たんぱくな食習慣で効率よく体を引き締めよう！

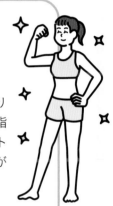

そこでおすすめなのが、糖質を控えめにしながら、たんぱく質をしっかりとる方法です。糖質は不足すると、体内の活動エネルギーを補うために脂肪を分解して使います。その不足したエネルギーをたんぱく質でサポートすることで、基礎代謝をキープしたまま筋肉量を落とさずに健康的な体が作れるのです。基礎代謝が維持できれば、太りにくくなります。

低糖質・高たんぱくの食事をとる　→　（糖質）脂肪を分解してエネルギーとして使う ─── （たんぱく質）不足したエネルギーを補う　→　基礎代謝をキープ　→　太りづらくなる

高たんぱくな食事をとると、ストレス軽減にも！

糖質は、とればとるほど欲してしまう中毒性があります。反対にたんぱく質をしっかりとって基礎代謝を上げると、ホルモンが活発に働いてストレスの軽減につながり、イライラや不安な気分が起こりにくくなって食欲が抑えられ、糖質をとりすぎるという悪循環がなくなります。

毎日の食事でたんぱく質を
しっかりとろう！

健康的な体を維持するためには、1日3食、たんぱく質を中心に
栄養が整った食事をとることが大切です。
動物性と植物性のたんぱく質をバランスよくとることを心がけ、
さらに、ごはんや野菜などでしっかり他の栄養素も補いましょう。

たんぱく質が豊富な食材

理想の体作りにおすすめする、たんぱく質がしっかりとれる食材を紹介します。

動物性たんぱく質

体内では作ることができない必須アミノ酸をバランスよく含みます。

- 肉類　　鶏肉／豚肉／牛肉／ハム／ベーコン　など
- 魚介類　さけ／めかじき／あじ／さば／いか／えび／ツナ缶／ちくわ　など
- 卵
- 乳製品　牛乳／チーズ／ヨーグルト　など

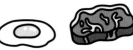

植物性たんぱく質

たんぱく質の含有量は動物性たんぱく質よりも低いですが、
低脂質で脂肪燃焼効果が高いのが特徴です。

- 大豆製品　　　豆腐／油揚げ／厚揚げ／おから／高野豆腐／豆乳　など
- その他の豆類　そら豆／えんどう豆／ひよこ豆　など
- 野菜　　　　　ブロッコリー／枝豆／グリーンアスパラガス　など

理想的な献立の組み方

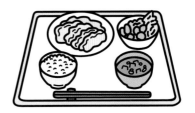

主食、主菜、副菜、汁ものを毎回食べるのが理想です。小腹がすいたら間食も OK。

1日3食

主食（ごはん、パン、めん類）

しっかり食べて、エネルギー源である炭水化物を補給します。ただし食べすぎないように注意しましょう。

主菜

肉や魚を中心としたボリュームのあるおかずにして、たんぱく質を多くとるよう心がけましょう。皮や脂身は除くとカロリーが抑えられます。

副菜

ビタミン、ミネラル、食物繊維がとれる野菜と、卵や豆腐などの低脂質なたんぱく質をとり入れたサラダやあえものなどがおすすめです。

汁もの

青菜や根菜を使って具だくさんに。ここでも主菜や副菜で使用していないたんぱく質をプラスするとよいでしょう。

╋

間食

たんぱく質とエネルギーが補給できるのがベストです。牛乳とバナナなど、手軽に補えるものを選びましょう。市販のプロテインで補うのもおすすめ。

この本の使い方

本書は、PART1『15分前後でできる! 超かんたんおかず』、
PART2『作りおきも同時にできる! たんぱく質のおかず』、
PART3『糖質オフでたんぱく質も豊富なおかず』の3つのパートで構成されています。

PART1

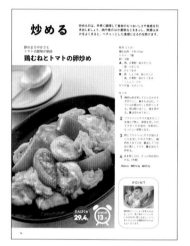

ほぼ15分で完成する、たんぱく質がたっぷりとれる主菜を「炒める」「焼く」「煮る・蒸す」の調理法別に紹介しています。料理が時短でおいしくなるポイントなども解説しています。

PART2

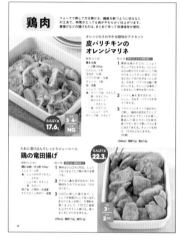

その日に食べるおかずを多めに作って、残る分を作りおきとして保存できる、たんぱく質の豊富な主菜を 紹介しています。冷蔵、冷凍の保存期間の目安も表記しています。

PART3

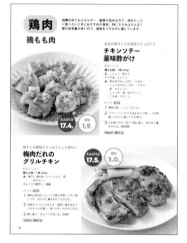

1食あたりの糖質量が12ｇ以下のたんぱく質が豊富でヘルシーな主菜を紹介しています。低糖質ながらもたんぱく質は豊富なので、ダイエットをしている方におすすめです。

この本の決まり

- 栄養計算は、文部科学省『日本食品標準成分表2020年版(八訂)』をもとに、1人分量を算出しています。たんぱく質は「アミノ酸組成によるたんぱく質」の項目を反映しています。また、糖質量は「利用可能炭水化物(質量計)」の項目を反映していますが、一部「差し引き法による利用可能炭水化物」の項目を反映しています。
- 材料に記載の分量(ｇ)は、ことわりのない限り、皮やヘタ、種などの廃棄する分を含んだ使用量になります。
- 分量は、PART2は4人分、それ以外は2人分ですが、一部、4人分や2〜3人分があります。
- 計量の単位は小さじ1は5mℓ、大さじ1は15mℓ、1カップは200mℓです。
- ことわりのない限り、しょうゆは濃口しょうゆ、塩は精製塩、砂糖は上白糖、小麦粉は薄力粉を使用しています。
- 特に記載がない場合、火加減は中火です。
- 電子レンジは600Wを使用しています。500Wの場合は、加熱時間を1.2倍にしてください。
- 表示の調理時間は、材料を洗うなどの下処理、分量を計る、調理器具を洗うなどの時間を省いて作った場合の目安の時間です。また、でき上がった料理を冷ます時間などは含みません。
- 冷蔵、冷凍の保存期間は目安です。食べる前に必ず状態の確認をしましょう。
- レシピの最後にある名前は、料理制作者の名前です。特に記載のないものは、食のスタジオ制作レシピです。

PART1

15分前後で できる！
超かんたんおかず

時短ワザで手間のかからない、いつでも作りたくなるおかずを紹介します。
「炒める」「焼く」、「煮る・蒸す」の調理法別で、レパートリーも豊富！

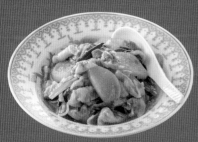 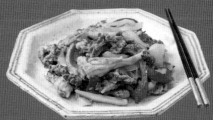 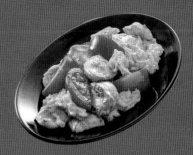

※このパートの分量は基本2人分ですが、一部、4人分もあります。

炒める

炒めものは、手早く調理して食材のもつおいしさや食感を引き出しましょう。肉や魚介は小麦粉などをまぶし、野菜は水けをよくきると、ベチャッとした食感になるのを防げます。

卵のまろやかさと
トマトの酸味が絶妙
鶏むねとトマトの卵炒め

材料（2人分）
鶏むね肉…1枚（200g）
トマト…1個
卵…3個
A 酒、片栗粉…各大さじ½
塩…小さじ¼
塩…ひとつまみ
B 酒、しょうゆ…各小さじ2
塩、片栗粉…各ひとつまみ
こしょう…少々
サラダ油…大さじ1½

作り方

1 鶏肉は皮を除いてひと口大のそぎ切りにし、**A**をもみ込む。トマトは8等分のくし形切りにする。卵は割りほぐし、塩を混ぜる。**B**は合わせておく。

2 フライパンにサラダ油大さじ1を強火で熱し、卵液を流し入れて大きくかき混ぜ、半熟状になったら一度取り出す。

3 同じフライパンにサラダ油大さじ½を足して中火で熱し、鶏肉を入れて2分、裏返して1分ほど焼く。トマト、**B**を加えて炒める。

4 2を戻し入れ、さっと炒め合わせる。（市瀬）

354kcal　糖質13.0g　塩分2.5g

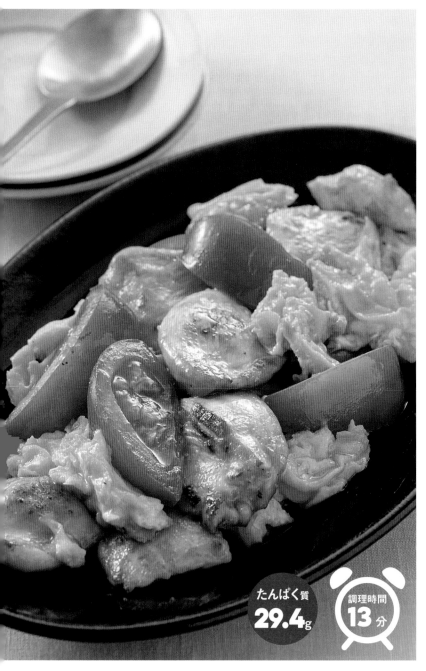

たんぱく質
29.4g

調理時間
13分

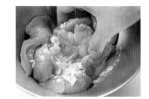

POINT

調味料といっしょに粉をもみ込むことで、肉に味がつくとともに水分を中に閉じ込めしっとり。あとから入れる調味料のからみもよくなります。

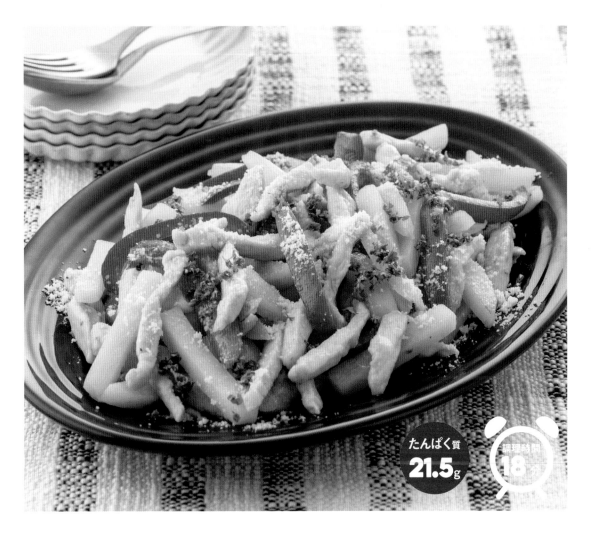

たんぱく質 **21.5g**

調理時間 **18**分

ホクホクのじゃがいもにパセリがほのかに香る

鶏とじゃがいものコンソメ炒め

材料(4人分)

鶏むね肉…2枚(400g)
じゃがいも…小4個
パプリカ(赤)…1個
塩…小さじ½
こしょう…少々
小麦粉…大さじ1
A ┃ 白ワイン…大さじ2
　　┃ 顆粒コンソメスープの素…大さじ1
　　┃ 塩…小さじ⅓
　　┃ こしょう…少々
オリーブ油…大さじ2
粉チーズ、パセリのみじん切り…各適量

作り方

1 鶏肉は皮を除いて1cm幅の棒状に切り、塩、こしょうをふって小麦粉をまぶす。じゃがいもは1cm角の棒状に切ってさっと水にさらし、水けをきる。パプリカは縦1cm幅に切る。**A**は混ぜておく。

2 フライパンに½量のオリーブ油を中火で熱し、鶏肉を炒める。肉の色が変わるまで3分ほど炒め、一度取り出す。

3 同じフライパンに残りのオリーブ油を足して中火で熱し、じゃがいもを入れて透き通ってくるまで3〜4分炒める。パプリカを加えて**2**を戻し入れ、全体に油がまわるまで炒める。

4 **3**に**A**を加え、さっと炒める。器に盛り、粉チーズ、パセリをふる。(市瀬)

263kcal 糖質17.6g 塩分2.4g

コクのある中華味でごはんがすすむ！

豚こまとピーマンのオイスター炒め

材料（2人分）
豚こま切れ肉…150g
ピーマン…5個
長ねぎ…½本
A 　酒、片栗粉…各大さじ½
　　塩…少々
B 　オイスターソース、酒…各大さじ1
　　しょうゆ…小さじ1
サラダ油…大さじ½

作り方

1 豚肉に**A**をもみ込む。

2 ピーマンは縦に細切り、長ねぎは1cm幅の斜め切りにする。**B**は合わせておく。

3 フライパンにサラダ油を中火で熱し、**1**を炒める。肉の色が変わったらピーマン、長ねぎを加え、しんなりするまで炒める。

4 **B**を加え、さっと炒める。（市瀬）

212kcal　糖質11.7g　塩分1.8g

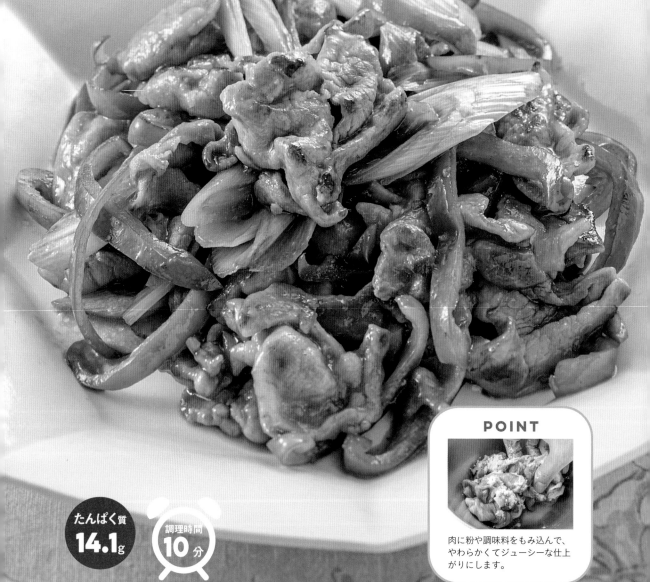

たんぱく質
14.1g

調理時間
10分

POINT

肉に粉や調味料をもみ込んで、やわらかくてジューシーな仕上がりにします。

16

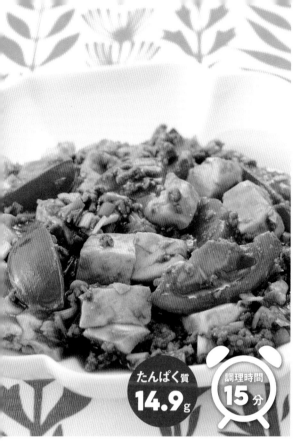

トマトの酸味にみそのコクが相性抜群

トマトマーボー豆腐

材料（2人分）
豚ひき肉…100g
豆腐（絹ごし）…½丁（150g）
完熟トマト…中1個
にんにくのみじん切り、
　しょうがのみじん切り
　…各1片分
長ねぎのみじん切り…¼本分
A 水…大さじ2
　　赤みそ…大さじ1½
　　しょうゆ、砂糖、酒
　　　…各大さじ½
　　鶏ガラスープの素
　　　…小さじ½
ごま油…大さじ½
豆板醤…少々
B 片栗粉…小さじ1
　　水…大さじ½

たんぱく質 **14.9g**
調理時間 **15分**

作り方

1 豆腐は2cm角に切り、耐熱容器にのせ、電子レンジで2分加熱する。トマトは1.5cm幅のくし形切りにする。**A**は混ぜ合わせておく。

2 フライパンにごま油を中火で熱し、にんにく、しょうがを1〜2分炒め、長ねぎの½量を加えてさっと炒める。ひき肉を加え、パラパラになるまで炒めたら豆板醤を加え、さっと炒める。

3 2に**A**を加えて1〜2分煮て、合わせた**B**でとろみをつける。

4 3に1の豆腐を加えてひと煮し、残りの長ねぎ、トマトを加えて30秒ほど炒める。
（舘野）

254kcal　糖質11.5g　塩分2.6g

めんにのせるのもおすすめ

もやしとにらの肉みそがけ

材料（2人分）
豚ひき肉…100g
にら…¼束
もやし…大½袋（150g）
サラダ油…小さじ1½
A 水…⅓カップ
　　みそ（あれば仙台みそ）…大さじ1¼
　　酒、みりん、砂糖…各大さじ½
B 水…小さじ2
　　片栗粉…小さじ1

たんぱく質 **10.2g**
調理時間 **10分**

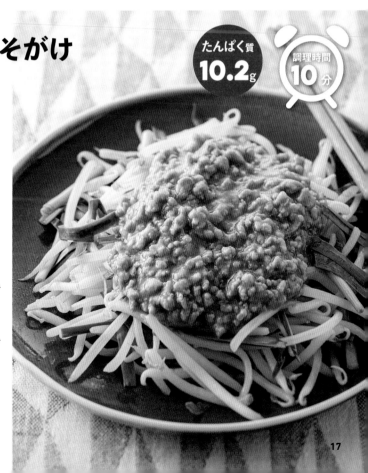

作り方

1 にらは4cm長さに切る。

2 フライパンにサラダ油小さじ1を強火で熱し、もやしを1分ほど炒める。にらを加えてさっと炒め、器に盛る。

3 同じフライパンにサラダ油小さじ½を足し、ひき肉を入れ、強めの中火で色が変わってポロポロになるまで炒める。

4 **A**を加えて混ぜてひと煮立ちさせ、合わせた**B**でとろみをつけ、2にかける。（小林）

197kcal　糖質9.5g　塩分1.4g

シャキシャキ青菜とさばの濃厚な味わいで、
ごはんをもっとおいしく！

さばと青菜のスタミナ炒め

材料 (4人分)
生さば(三枚おろし)…2切れ(500g)
玉ねぎ…1個
ほうれん草、にら…各1束
にんにくの薄切り…2片分
塩…少々
片栗粉…適量
A | オイスターソース、酒…各大さじ2
　　| しょうゆ、酢、砂糖…各小さじ2
サラダ油…大さじ½

作り方

1 さばはひと口大のそぎ切りにして塩をふり、片栗粉を薄くまぶす。玉ねぎは縦半分に切って横に1cm幅に切る。ほうれん草、にらは5cm長さに切る。**A**は混ぜておく。

2 フライパンにサラダ油を中火で熱し、さば、玉ねぎを入れて焼きつける。2分ほど焼いてさばにこんがりと焼き色がついたら裏返し、同様に焼く。

3 **2**ににんにくを加えて炒め、香りが立ったらほうれん草、にらを加えてさっと炒める。**A**を加えて炒め合わせる。(市瀬)

213kcal　糖質14.3g　塩分1.8g

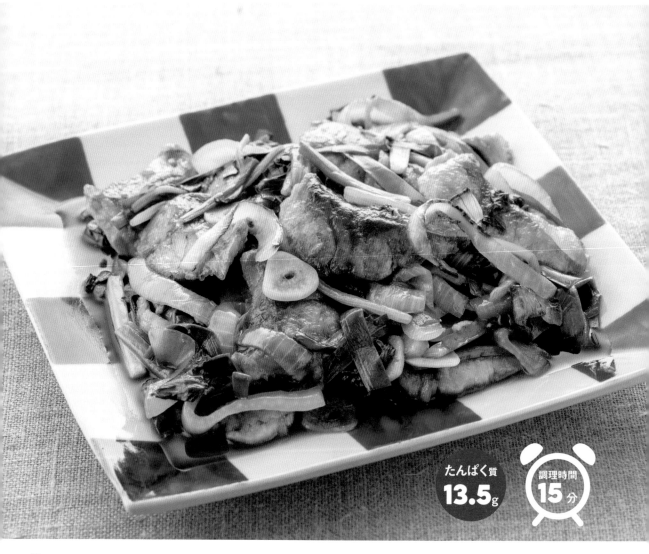

たんぱく質
13.5g

調理時間
15分

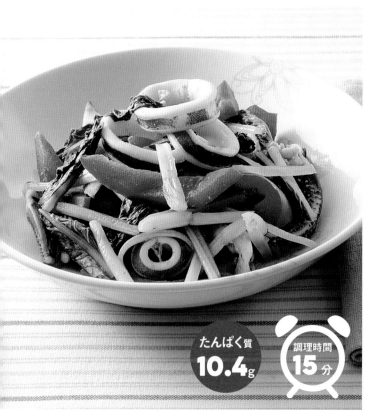

シンプルな中ににんにくが効いた

小松菜、パプリカ、いかのにんにく炒め

材料 (2人分)
するめいか…1ぱい (200g)
小松菜…120g
パプリカ (赤)…½個
にんにくの薄切り…½片分
サラダ油…大さじ½
塩…少々

作り方

1 いかは下処理をして胴を1.5cm厚さの輪切りにする。足は食べやすく切る。

2 小松菜は4cm長さに切る。パプリカは細長い乱切りにする。

3 フライパンにサラダ油、にんにくを入れて中火で熱し、香りが立ったら**1**を加えて強火で炒める。火が通ったら**2**を加えて炒め、小松菜がしんなりしたら塩で味を調える。(検見﨑)

たんぱく質 10.4g

調理時間 15分

102kcal 糖質6.1g 塩分0.6g

グリーンとピンクで食欲もアップする彩り

えびとそら豆の塩炒め

材料 (2人分)
むきえび…150g
そら豆 (さやつき)…8本
酒…大さじ½
塩、片栗粉…各適量
サラダ油…大さじ½
水…大さじ1
粉山椒…少々

作り方

1 えびはあれば背ワタを除き、汚れを洗い流して水けをよくふく。酒、塩少々をふって下味をつけ、片栗粉をまぶす。そら豆はさやから出し、薄皮をむく。

2 フライパンにサラダ油を中火で熱し、**1**を炒める。ほぼ火が通ったら水を加えてさらに炒め、塩少々、粉山椒をふる。(豊口)

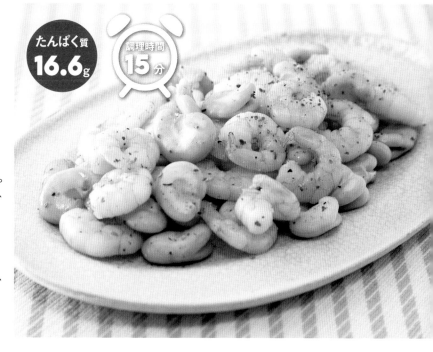

たんぱく質 16.6g

調理時間 15分

163kcal 糖質14.6g 塩分0.7g

焼く

肉や魚など、調理に時間のかかるものを短時間で焼きたいときは、食材を小さめに切ったり、筋切りをしたりして火の通りが早くなるように工夫しましょう。

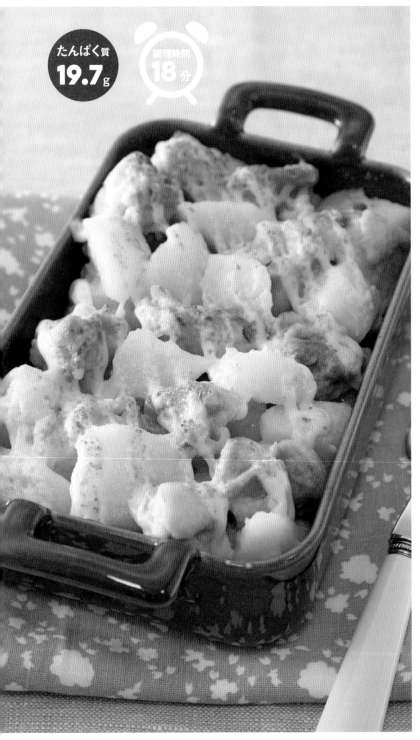

たんぱく質
19.7g

調理時間
18分

マヨネーズで
簡単グラタン風

鶏肉とポテトの
マヨネーズ焼き

材料（2人分）
鶏もも肉…1枚（200g）
じゃがいも…2個
塩、こしょう…各適量
サラダ油…大さじ½
牛乳…¼カップ
マヨネーズ…大さじ1

作り方

1 鶏肉はひと口大に切り、塩、こしょう各少々をふる。じゃがいもは鶏肉と同じくらいの大きさの乱切りにする。

2 フライパンにサラダ油を中火で熱し、**1**を炒める。肉の色が変わったら牛乳を加え、ふたをして弱火で火が通るまで蒸し煮にし、塩、こしょう各少々をふる。

3 **2**を耐熱容器に入れ、マヨネーズをかけ、オーブントースターで焼き色がつくまで焼く。
（豊口）

363kcal　糖質12.8g　塩分0.9g

ふんわりむね肉に甘酸っぱい梅みそがからむ

梅みそチキンソテー

材料(2人分)

鶏むね肉…大1枚(250g)
片栗粉…小さじ1
A 梅干し(種を除いてたたく)
　　…大1個分(正味15g)
　　みりん…大さじ2
　　みそ…大さじ½
サラダ油…大さじ½
水菜のざく切り…適量

作り方

1 鶏肉は皮を除いて大きめのひと口大のそぎ切りにし、全体に片栗粉を茶こしでふる。

2 **A**は合わせておく。

3 フライパンにサラダ油を中火で熱し、**1**を入れて2分ほど焼き、裏返して1分ほど焼く。

4 **2**を加え、照りよくからめて器に盛り、水菜を添える。(市瀬)

228kcal　糖質15.9g　塩分1.3g

POINT

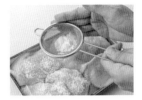

肉に粉をまぶすときは、茶こしを使うと、ごく薄く、全体に均一にまぶせます。

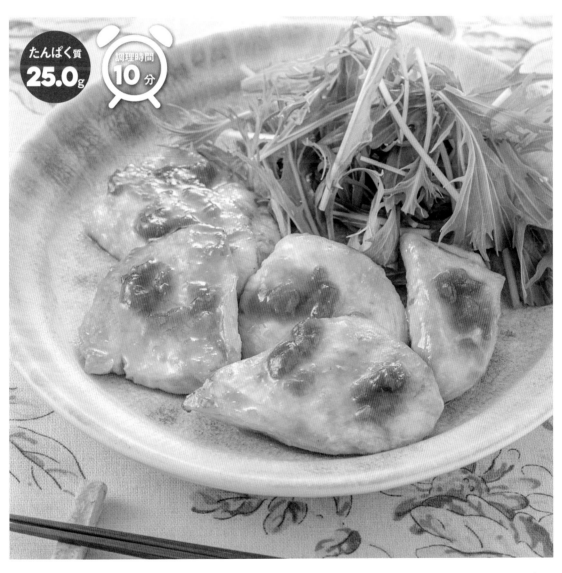

たんぱく質
25.0g

調理時間
10分

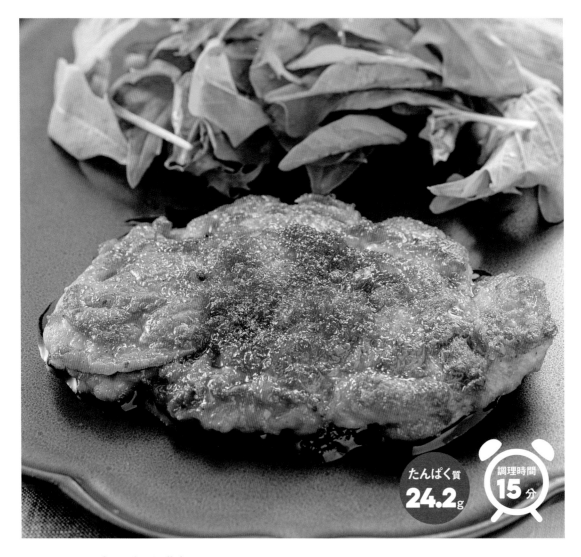

たんぱく質 **24.2**g

調理時間 **15**分

ジューシーで食べごたえ満点！

豚こまのオニオン照り焼き

材料（2人分）
豚こま切れ肉…250g
A 溶き卵…½個分
小麦粉…大さじ 1½
塩…ひとつまみ
粗びき黒こしょう…少々
サラダ油…小さじ 2
B しょうゆ、みりん
…各大さじ 1½
玉ねぎのすりおろし
…大さじ 1
砂糖…小さじ 1
ベビーリーフ…適量

作り方

1 ボウルに豚肉、**A**を入れ、握るようにもみ込みながら粘りが出るまで練り混ぜ、2等分にする。ラップを敷いたバットにおき、厚さ1.5cmほどのとんカツの形になるように整える。

2 フライパンにサラダ油を中火で熱し、**1**を入れ、3分ほど焼いてこんがり焼き色がついたら裏返し、弱火にして3分ほど焼く。

3 フライパンの余分な油をペーパータオルでふき取り、**B**を加えて照りよくからめる。器に盛り、ベビーリーフを添える。(市瀬)

348kcal 糖質20.1g 塩分2.4g

POINT

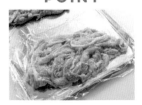

こま切れ肉を小麦粉や卵と混ぜてまとめることで、厚切り肉よりも噛み切りやすく、やわらかに。バットにラップを敷くと、肉が取り出しやすくなります。

カレー & ケチャップで子どももよろこぶ味！

ポークソテー カレーケチャップ

材料（2人分）
豚肩ロース肉（とんカツ用）
　…2枚（200g）
A オレンジマーマレード、
　　トマトケチャップ、
　　酒…各大さじ1
　　しょうゆ…小さじ2
　　カレー粉…小さじ½
　　にんにくのすりおろし
　　　…小さじ¼
オリーブ油…大さじ½
ベビーリーフ…適量

作り方

1 豚肉は筋切りし、めん棒でたたいて1.5倍
の大きさに伸ばしてから、元の形に手で整え、
常温に15分おく。**A**は混ぜておく。

2 フライパンにオリーブ油を強めの中火で熱し
て豚肉を並べ、こんがり焼き色がつくまで両
面4〜5分焼く。

3 フライパンをふいて**A**を加え、中火で豚肉に
からめる。器に盛り、ベビーリーフを添える。
（小林）

313kcal　糖質11.6g　塩分1.2g

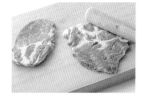

POINT

豚肉はたたいて伸ばすと、繊維
がほぐれるので焼き縮みや反り
返りを防げたり、味がしみ込み
やすくなったりとうれしいメ
リットが。加熱時間の短縮にも
なります。

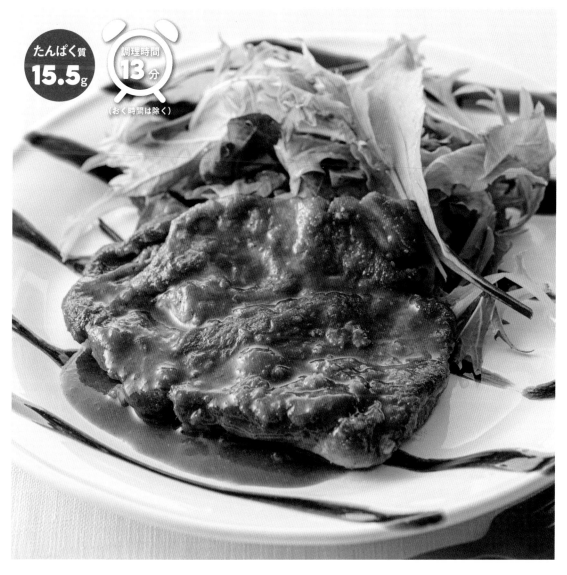

たんぱく質 **15.5**g

調理時間 **13**分
（おく時間は除く）

漬け込みなしでもしっかり味
さけの山椒照り焼き

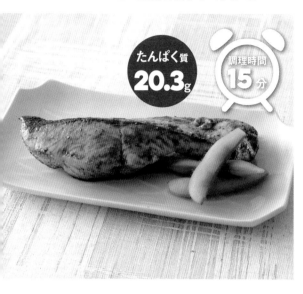

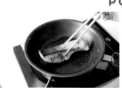

たんぱく質 **20.3**g

調理時間 **15**分

材料（2人分）
生ざけ…2切れ（200g）
枝豆（さやつき）…40g
オリーブ油…小さじ1
A｜ しょうゆ…小さじ2
　｜ みりん…小さじ1
　｜ 粉山椒…少々

作り方

1 枝豆はゆでる。

2 フライパンにオリーブ油を中火で熱し、さけを入れて両面こんがりと焼く。混ぜ合わせた**A**をさけのまわりに回し入れ、菜箸で返しながら全体にたれをからめる。

3 器に盛り、1を添える。（検見﨑）

170kcal　糖質6.3g　塩分1.1g

POINT
塩分を抑えるために、さけはたれに漬け込まず、焼き上げてから表面にからめましょう。たれを切り身に直接かからないように回し入れ、菜箸を使って全体にからめるのがコツ。

たっぷりのチーズとパセリで香りよく
めかじきのチーズパン粉焼き

材料（2人分）
めかじき…2切れ（200g）
ミニトマト…½パック（100g）
塩、こしょう…各適量
A｜ パン粉…⅓カップ
　｜ 粉チーズ…大さじ3
　｜ パセリのみじん切り…大さじ2
小麦粉、溶き卵…各適量
オリーブ油…大さじ2½

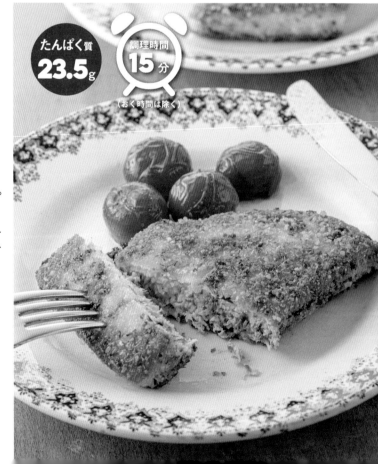

たんぱく質 **23.5**g

調理時間 **15**分
（おく時間は除く）

作り方

1 めかじきは塩少々をふって、常温に10分おく。**A**のパン粉はざるでこして細かくする。**A**は混ぜておく。

2 めかじきの水けをペーパータオルでふき、塩、こしょう各少々をふる。小麦粉を薄くまぶし、溶き卵、**A**を順にしっかりつける。

3 フライパンにオリーブ油大さじ½を強めの中火で熱し、ミニトマトを入れ、表面がしんなりするまで1分ほど炒め、塩、こしょう各少々をふり、器に盛る。

4 フライパンをふいてオリーブ油大さじ2を足し、2を並べて中火で4分ほどこんがりと焼く。裏返して4分ほど焼き、3に盛る。（小林）

422kcal　糖質15.7g　塩分1.5g

みそ、チーズ、しょうがの相性が抜群の三重奏

厚揚げのしょうがごまみそピザ

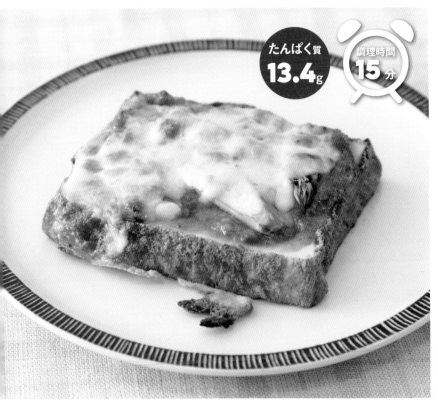

たんぱく質 **13.4**g

調理時間 **15**分

材料 (2人分)
厚揚げ…1枚 (200g)
グリーンアスパラガス…1本
A | みそ…大さじ½
　 | 白すりごま、砂糖、みりん
　 | …各小さじ1
　 | しょうがのすりおろし…少々
ピザ用チーズ…20g

作り方

1 厚揚げは熱湯を回しかけて、水けをふき、横半分に切る。アスパラはゆでて斜め薄切りにする。

2 厚揚げの断面に、合わせた**A**を等分にぬり、アスパラを散らしてチーズをのせる。全部で2枚作り、オーブントースターで色よく焼く。(豊口)

208kcal　糖質5.3g　塩分0.8g

チヂミ風に焼いておつまみやお弁当に！

青菜の卵焼き

材料 (2人分)
卵…2個
かに缶…小1缶 (50g)
小松菜…150g
酒、ごま油…各大さじ1
塩、こしょう…各少々
白いりごま…小さじ1
糸とうがらし…適量
A | コチュジャン…大さじ1
　 | みりん…大さじ½

作り方

1 ボウルに卵を割りほぐし、かに缶、酒を加えて混ぜ合わせておく。小松菜はゆでて水けをしぼり、食べやすく切る。

2 フライパンにごま油を中火で熱し、小松菜を炒め、塩、こしょうを軽くふり、フライパンに均等に広げる。

3 2に卵液を厚みが均等になるように流し入れ、ごま、糸とうがらしをふり、両面を焼き上げる。

4 食べやすく切り分けて器に盛り、合わせた**A**を添える。(大越)

たんぱく質 **11.0**g

調理時間 **15**分

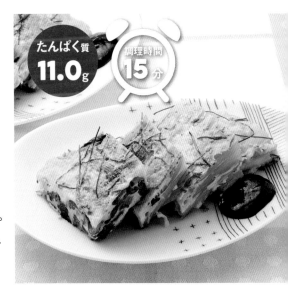

211kcal　糖質9.4g　塩分1.5g

煮る・蒸す

煮ものは、具材の大きさを統一し、重ならないように入れるのがコツ。蒸しものは野菜の上に肉や魚介をのせて、旨みを短時間でしみ込ませましょう。

しっとり鶏肉をねぎと
レモンでさっぱりと

れんこんねぎ塩レモンチキン

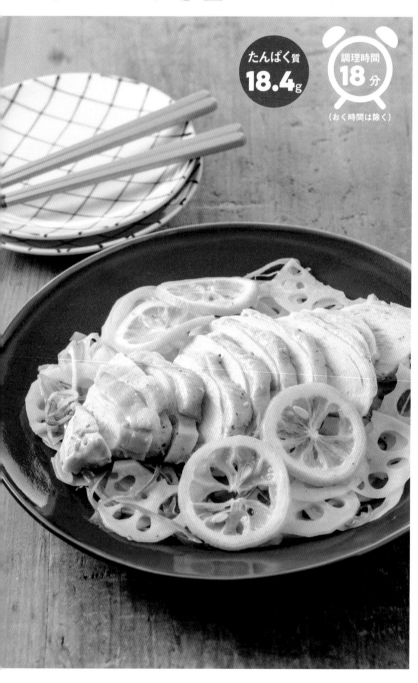

たんぱく質
18.4g

調理時間
18分
（おく時間は除く）

材料（2人分）
鶏むね肉…1枚（200g）
れんこん…½節
長ねぎ…1本
レモンの輪切り…4枚
塩…小さじ½
こしょう…少々
A ｜ ごま油…大さじ½
　　｜ 塩…ひとつまみ
　　｜ こしょう…少々

作り方

1 鶏肉は塩、こしょうをすり込み、常温で15分おく。れんこんは、薄い半月切りにして水にさらして水けをきる。長ねぎは白い部分は1cm幅の斜め切り、青い部分は薄い斜め切りにする。

2 直径20cmほどの耐熱容器に、れんこん、長ねぎの白い部分を入れ、鶏肉をのせ、まわりにレモンをおく。ふんわりとラップをし、電子レンジで4分加熱し、鶏肉を裏返してさらに4分ほど加熱する。そのまま5分ほどおいて余熱で鶏肉に火を通し、取り出して食べやすく切る。

3 2で残った蒸し汁と野菜に、長ねぎの青い部分、**A**を加えて混ぜ、器に盛り、鶏肉をのせる。
（市瀬）

212kcal　糖質13.1g　塩分1.9g

POINT

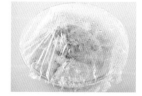

厚みのある鶏肉は、レンジ加熱後に余熱で蒸らすことで中までしっかり火が通り、また、しっとりやわらかく仕上がります。

下味をからめて蒸すと、
鶏むね肉がしっとりやわらか

鶏むね肉とかぼちゃの
チーズ蒸し

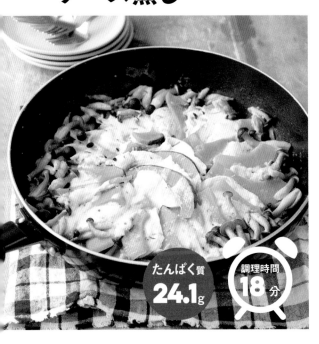

たんぱく質 **24.1g**

調理時間 **18分**

材料（2人分）
鶏むね肉…1枚（200g）
かぼちゃ…⅛個
玉ねぎ…½個
しめじ…80g
スライスベーコン…1枚
A ┌ 白ワイン…大さじ1
　　│ 片栗粉…小さじ2
　　│ 砂糖…小さじ½
　　│ 塩…小さじ¼
　　│ にんにくのすりおろし、
　　└ 　こしょう…各少々
塩、こしょう…各適量
（あれば）オレガノ（乾燥）
　…少々
オリーブ油…大さじ½
ピザ用チーズ…20g
水…¼カップ

301kcal　糖質22.6g　塩分1.8g

作り方

1 鶏肉は皮を除き、ひと口大のそぎ切りにしてボウルに入れ、**A**をからめる。かぼちゃは4～5mm幅の薄切りにする。玉ねぎは4～5mm幅のくし形切りに、しめじは小房に分ける。ベーコンは細切りにする。

2 直径22cmのフライパンに玉ねぎを広げて入れ、ベーコンを散らす。その上に鶏肉とかぼちゃを交互に並べ入れ、まわりにしめじをのせる。全体に塩、こしょう、あればオレガノをふり、オリーブ油を回しかけ、チーズをのせる。

3 水を回し入れ、ふたをして中～強火にかけ、煮立ったら弱～中火にして10分蒸し煮にする。
（舘野）

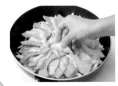

POINT

下味をつけた肉や魚と、野菜を交互に並べて調味料を回しかけ、ふたをして蒸し煮に。加熱している間に素材の旨みが互いに浸透し、ジューシーに仕上がります。

お肉となすがつるりん♪ 冷やしてもおいしい

鶏むねとなすのだし煮

材料（2人分）
鶏むね肉…1枚（200g）
なす…2本
塩…小さじ¼
片栗粉…適量
A ┌ だし汁…1½カップ
　　│ みりん…大さじ2
　　│ 塩…小さじ½
　　│ しょうゆ
　　└ 　…小さじ⅓

作り方

1 鶏肉は皮を除いてひと口大のそぎ切りにし、塩をふって片栗粉をまぶす。なすは皮をむき、縦半分、長さ半分に切る。

2 鍋に**A**を混ぜて中火で煮立て、なすを加えて弱めの中火で5分ほど煮る。

3 鶏肉を加え、ときどき返しながら3分ほど煮る。（市瀬）

171kcal　糖質15.9g　塩分2.3g

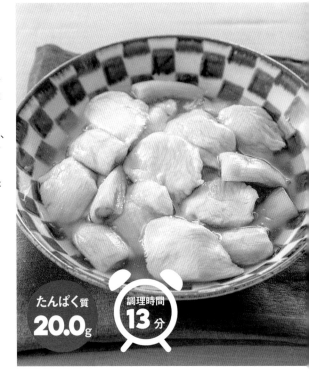

たんぱく質 **20.0g**

調理時間 **13分**

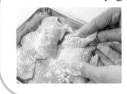

POINT

肉に片栗粉をまぶすことで、肉の旨みをしっかり閉じ込めます。また煮ると、つるんと口あたりのよい衣になり、煮汁に適度なとろみがつきます。

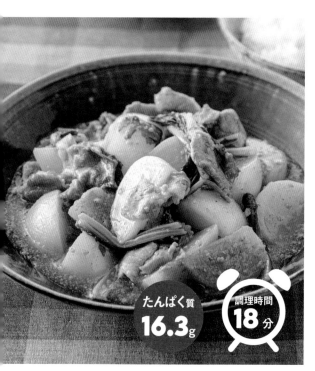

たんぱく質 16.3g

調理時間 18分

トロッと煮上がったかぶに、
ごまの風味がコク深い

豚こまとかぶのごま煮

材料（2人分）
豚こま切れ肉
　…150g
かぶ（葉つき）…3個
サラダ油…大さじ½

A｜水…1〜1¾カップ
　｜しょうゆ、みりん、酒
　｜　…各大さじ1
　｜塩…小さじ⅓
B｜片栗粉、水
　｜　…各小さじ2〜小さじ2½
白すりごま…大さじ1½

作り方

1 かぶは皮ごと6つ割りにし、葉は5㎝長さに切る。

2 鍋にサラダ油を強めの中火で熱し、豚肉を色がほぼ変わるまで炒める。かぶを加え、油がまわるまで炒める。

3 **A**、かぶの葉を加え、煮立ったらアクを除く。落としぶたをし、中火で8〜10分ほど、かぶがやわらかくなるまで煮る。

4 合わせた**B**を様子を見ながら加えてゆるめにとろみをつけ、仕上げにごまを加えて混ぜる。（小林）

POINT

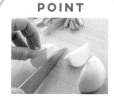

火の通りが早いかぶを使って、煮る時間を大幅に短縮しましょう。

280kcal　糖質16.3g　塩分2.4g

甘いさつまいもにみそがよくからんだ
こっくり味

豚肉とさつまいもの
甘みそ蒸し

材料（4人分）
豚こま切れ肉…300g
さつまいも…2本
しめじ…1パック（100g）
しいたけ…4枚

A｜みそ、酒…各大さじ3
　｜砂糖…大さじ2½
　｜しょうゆ…大さじ1
水…¾カップ
小ねぎの小口切り、
　白すりごま…各適量

作り方

1 ボウルに**A**を混ぜ合わせ、豚肉を入れてからめる。さつまいもは皮つきのまま1.5㎝幅の輪切りにし、しめじは小房に分け、しいたけは半分に切る。

2 フライパンにさつまいもを重ならないように並べ入れ、しめじ、しいたけ、豚肉を重ねて広げ入れる。水を回し入れてふたをし、中火で10分ほど蒸す。

3 ふたをはずし、余分な水分をとばしながら混ぜる。器に盛って小ねぎを散らし、ごまをふる。（市瀬）

POINT

野菜の上に肉や魚をのせると、野菜に旨みがしみ込んでおいしく仕上がります。

357kcal　糖質48.4g　塩分2.4g

たんぱく質 16.1g

調理時間 18分

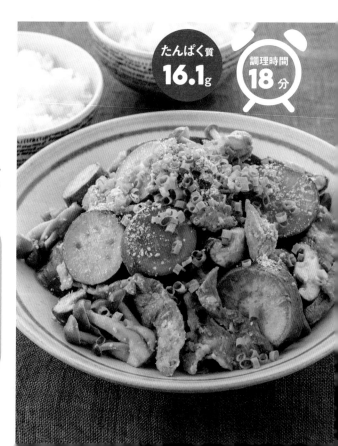

厚切りのれんこんが食べごたえあり！

れんこんの韓国風肉巻き蒸し

たんぱく質
7.7g

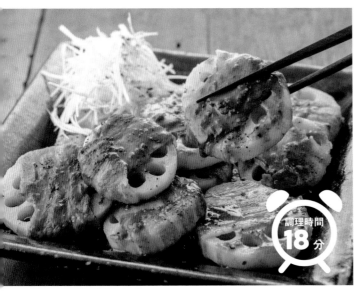

調理時間
18分

材料（4人分）
豚バラ薄切り肉
　…小12枚（200g）
れんこん…300g
　（直径6〜7cmほどのもの
　12cm分）
塩、こしょう…各少々
サラダ油…大さじ½

粗びき黒こしょう…少々
A コチュジャン、砂糖
　…各大さじ1½
　しょうゆ、ごま油、
　酢…各大さじ½
　にんにくのすりおろし
　…少々
白髪ねぎ…適量

作り方

1 れんこんは12等分の輪切りにし、さっと水にさらして水けをふく。豚肉は塩、こしょうをふる。れんこん1切れにつき豚肉1枚を巻く。全部で12個作る。

2 フライパンにサラダ油を中火で熱し、1の巻き終わりを下にして、重ならないように並べ入れる。2分ほど焼いて肉にこんがりと焼き色がつき、巻き終わりがくっついたら裏返し、ふたをして弱火で6分ほど蒸す。

3 2を器に盛り、粗びき黒こしょうをふって混ぜ合わせた**A**をかけ、白髪ねぎを添える。（市瀬）

283kcal　糖質15.1g　塩分1.0g

大根が肉の旨みを吸って濃厚な味わいに

豚肉と大根のオイスター煮

たんぱく質
11.1g

調理時間
18分
（味をなじませる
時間は除く）

材料（2人分）
豚バラ薄切り肉…150g
大根…¼本
にら…¼束
赤とうがらし（種を除く）…1本

A オイスターソース、酒
　…各大さじ1½
　砂糖、ごま油、片栗粉
　…各小さじ1
　しょうゆ…小さじ⅓

作り方

1 豚肉は7〜8cm長さに切って**A**をもみ込む。大根は1cm幅の半月切りにし、にらは5cm長さに切る。

2 直径20cmほどの耐熱容器に大根、豚肉、赤とうがらしの順に重ね、水大さじ4（分量外）を回し入れる。ふんわりとラップをし、電子レンジで12分ほど加熱する。

3 2が熱いうちににらを加え、ざっくりと混ぜて再びラップをし、5分ほどおいて味をなじませる。（市瀬）

357kcal　糖質10.3g　塩分1.8g

POINT

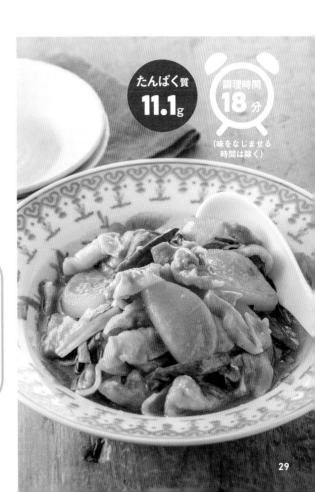

大根、肉の順に重ねると、肉の旨みが短時間で大根によくしみ込みます。

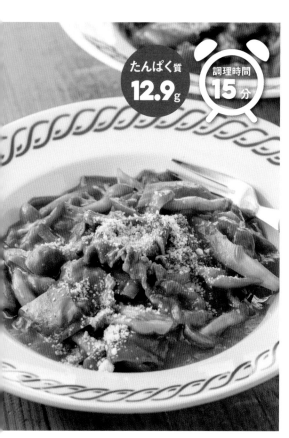

野菜と肉の旨みがレンチンでギュッと凝縮

牛肉、きのこ、ピーマンの ナポリタントマト煮

たんぱく質 12.9g
調理時間 15分

材料 (2人分)
牛切り落とし肉…120g
しめじ…1パック (100g)
ピーマン…4個
玉ねぎ…¼個
塩、こしょう…各少々
小麦粉…大さじ1½
A ┌ ホールトマト缶
│   …½缶 (200g)
│ トマトケチャップ
│   …大さじ3
│ 赤ワイン、中濃ソース
│   …各大さじ1
│ 顆粒コンソメスープの素、
└   はちみつ…各小さじ1
バター…10g
粉チーズ…適量

作り方

1 牛肉は塩、こしょうをふり、小麦粉をまぶす。しめじは小房に分ける。ピーマンはひと口大に切り、玉ねぎは1cm幅のくし形切りにする。

2 直径20cmほどの耐熱容器にAを入れ、木べらなどでトマトを粗くつぶしながら混ぜる。牛肉を加えて混ぜ、玉ねぎ、しめじ、ピーマンの順に重ね入れる。ふんわりとラップをして電子レンジで9分ほど加熱する。

3 バターを加えて混ぜ合わせ、器に盛り、粉チーズをふる。
(市瀬)

285kcal　糖質28.0g　塩分2.4g

牛肉を調味料にからめて、味なじみをよく

牛肉と野菜の プルコギ風

材料 (2人分)
牛切り落とし肉…150g
玉ねぎ…½個
パプリカ (赤・黄)…各½個
まいたけ…½パック (50g)
小ねぎ…3本
A ┌ しょうゆ、白すりごま
│   …各大さじ1½
│ 酒、水…各大さじ1
│ 砂糖、ごま油…各小さじ2
│ 片栗粉…小さじ1
│ にんにくのすりおろし
└   …少々
塩、こしょう…各少々
B ┌ 水…¼カップ
└ 酒…大さじ1

作り方

1 牛肉は大きければひと口大に切り、Aをもみ込む。玉ねぎは縦2等分にしてから7～8mm幅に切る。パプリカは縦2等分にしてから7～8mm幅の斜め切りにする。まいたけは小房に分ける。

2 小ねぎは2～3cm長さに切り、1の牛肉に加えて混ぜる。

3 直径22cmのフライパンに玉ねぎ、パプリカ、まいたけを敷いて軽く塩、こしょうをふり、その上に2を全体に広げてのせる。Bを回し入れ、ふたをして中～強火で5～6分蒸し煮にする。
(舘野)

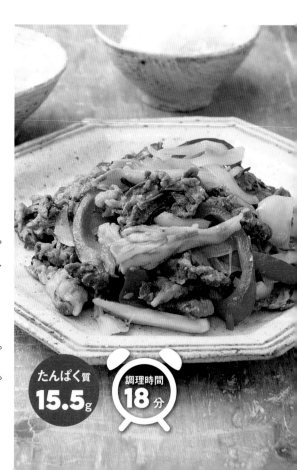

たんぱく質 15.5g
調理時間 18分

319kcal　糖質18.5g　塩分2.2g

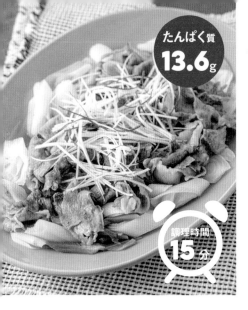

たんぱく質 **13.6**g

牛肉、長ねぎの食材2つでらくらくおかず

牛しゃぶと長ねぎの蒸しもの

調理時間 **15**分

材料(2人分)
牛しゃぶしゃぶ用肉
　…150g
長ねぎ…2本
A しょうゆ…大さじ1
　　しょうがの搾り汁
　　　…小さじ2
　　砂糖…小さじ¼
塩…少々
酒…大さじ1½
糸とうがらし…適量
ごま油…小さじ2½

作り方

1 長ねぎは10cm分は白髪ねぎにし、水にさらして水けをきる。残りの長ねぎは、青い部分、芯も含めて1cm幅の斜め切りにする。**A**は混ぜておく。

2 フライパンに斜め切りにした長ねぎを広げ、その上に牛肉を1枚ずつ広げてのせ、塩をふる。酒を回し入れてふたをし、強火にかけ、ふつふつしてきたら弱火にし、8分ほど蒸す（こがさないように注意する）。

3 **2**を蒸し汁ごと器に盛り、白髪ねぎ、糸とうがらしを混ぜてのせ、**A**をかける。

4 **2**のフライパンをふき、ごま油を入れて強火にかけ、熱々になったら**3**にかける。(小林)

255kcal　糖質11.9g　塩分1.6g

レンチンでかぼちゃホクホク、味しみしみ

かぼちゃの和風そぼろ煮

材料(2人分)
鶏ひき肉…150g
かぼちゃ
　…300g(正味250g)
枝豆(冷凍・さやつき)
　…100g(正味50g)
しょうがのみじん切り
　…1片分
A 水…大さじ4
　　しょうゆ、みりん、
　　　酒…各大さじ1½
　　砂糖…大さじ1
　　片栗粉…小さじ1

作り方

1 かぼちゃは4cmほどのひと口大に切る。枝豆は解凍し、さやから出す。

2 直径20cmほどの耐熱容器に**A**を混ぜ合わせ、ひき肉、しょうがを加え、よく混ぜ合わせる。かぼちゃを加えてさっくりと混ぜ、かぼちゃの皮が下にくるようにして並べる。ふんわりとラップをし、電子レンジで竹串がすっと通るまで10〜12分加熱する。

3 取り出して肉をほぐしながら混ぜ、枝豆を加えてさっと混ぜ合わせる。(市瀬)

341kcal　糖質37.5g　塩分2.0g

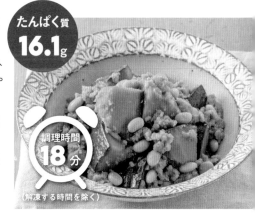

たんぱく質 **16.1**g

調理時間 **18**分

(解凍する時間を除く)

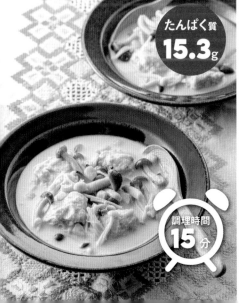

たんぱく質 **15.3**g

調理時間 **15**分

コーンクリーム缶と牛乳で手軽にできるのがうれしい

鶏団子ときのこのクリーム煮

材料(2人分)
A 鶏ひき肉…150g
　　溶き卵…½個分
　　水…大さじ1
　　片栗粉…大さじ½
　　塩…小さじ¼
えのきたけ…小½袋(50g)
しめじ…1パック(100g)
水…⅓〜½カップ
コーンクリーム缶
　…½缶(90g)
牛乳…⅓カップ
塩…適量
こしょう…少々

作り方

1 えのきたけは半分の長さに切ってほぐす。しめじは小房に分ける。

2 ボウルに**A**を入れ、粘りが出るまで練り混ぜる。

3 フライパンに水を入れ、強火にかける。沸騰したら火を止め、**2**をひと口大に丸めて落とす。再び強火にかけて沸騰したらアクを除く。**1**を加え、ふたをして弱めの中火で8分ほど煮る。

4 コーン、牛乳を加えて混ぜ、ひと煮立ちさせ、塩、こしょうで味を調える。(小林)

233kcal　糖質16.4g　塩分1.7g

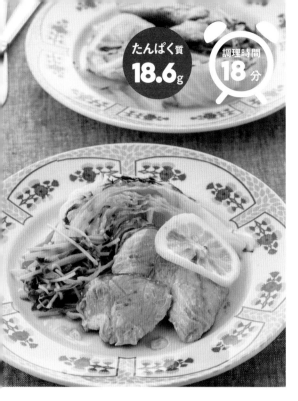

たんぱく質 **18.6**g

調理時間 **18**分

脂ののったさけをレモンの酸味でさっぱりと
キャベツとさけの
レモン蒸し

材料 (4人分)
生ざけ…小4切れ (350g)
キャベツ…½個
豆苗 (とうみょう)…100g
レモンの輪切り…4枚
塩、こしょう…各少々
オリーブ油…大さじ1
水…¾カップ
A オリーブ油、
　 しょうゆ
　 …各大さじ2
　 砂糖…大さじ1

作り方

1 さけは3等分に切って塩、こしょうをふる。キャベツは芯をつけたまま4等分のくし形切りにする。豆苗は半分の長さに切る。

2 フライパンにオリーブ油を中火で熱し、キャベツの切り口を下にして焼く。こんがりと焼き色がついたら裏返し、豆苗、さけ、レモンを重ね入れる。水を回し入れ、ふたをして中火で8分ほど蒸す。

3 2を器に盛り、混ぜ合わせた **A** をかける。（市瀬）

248kcal　糖質11.4g　塩分1.6g

カレーの香りとバターのコクで
まろやかスパイシー
たらと白菜の
カレーバター蒸し煮

材料 (2人分)
生たら…2切れ (200g)
白菜…小¼個
エリンギ…½パック (50g)
スライスベーコン…20g
にんにくの薄切り…½片分
A 白ワイン、片栗粉
　 …各大さじ½
　 塩、こしょう…各少々
バター…小さじ2
B 水、白ワイン…各大さじ2
　 カレー粉、砂糖
　 …各小さじ1
　 塩…小さじ¼
　 顆粒コンソメスープの素
　 …小さじ1
粗びき黒こしょう…適量

作り方

1 たらは大きめのひと口大に切り、**A**をからめる。白菜は軸と葉に分け、軸は4～5㎝長さ、1㎝幅の細切りにし、葉はひと口大に切る。エリンギは縦4等分にしてから4～5㎝長さに切る。ベーコンは2㎝幅に切る。

2 直径22㎝のフライパンに白菜の軸を平らに敷き、たら、ベーコン、エリンギ、にんにくをバランスよく散らし、白菜の葉をのせる。

3 2にバターを小さく切って散らし、合わせた**B**を回しかけ、上から押しつけるようにふたをして中～強火で10～12分蒸し煮にする。器に盛り、粗びき黒こしょうをふる。（舘野）

217kcal　糖質15.2g　塩分2.3g

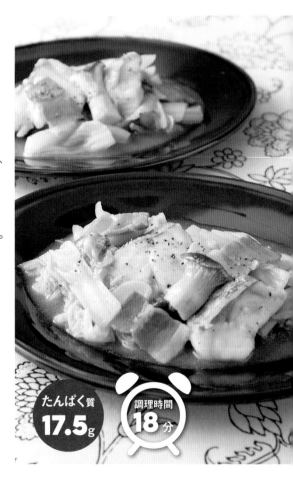

たんぱく質 **17.5**g

調理時間 **18**分

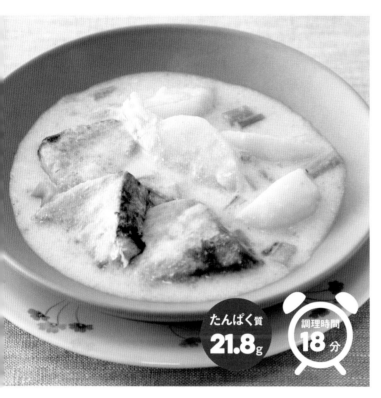

ぶりの旨みとみそで和風に仕上げる

ぶりとかぶの和風シチュー

材料(2人分)

ぶり…2切れ(200g)	**A** 水…1カップ
かぶ(葉つき)…2個	鶏ガラスープの素
塩、こしょう…各少々	…小さじ½
片栗粉…適量	牛乳…½カップ
バター…大さじ½	みそ…大さじ½

作り方

1 ぶりは骨を除いてひと口大に切り、塩、こしょうをふって片栗粉をまぶす。

2 かぶは茎を少し残して切り、皮をむいて4〜6cm幅のくし形切りにする。葉は2cm長さに切る。

3 鍋にバターを溶かしてぶりを焼き、かぶ、**A**を加えて中火で煮る。かぶがやわらかくなってきたら、かぶの葉、牛乳を加え、煮立ったらみそを溶き入れる。とろみが足りないときは、水溶き片栗粉を大さじ½(分量外)程度加える。(豊口)

316kcal 糖質17.0g 塩分1.4g

たんぱく質 **21.8**g
調理時間 **18**分

みその甘さとキムチの辛さが絶妙！

さば缶と豆腐のキムチ煮

材料(2人分)

さば缶(みそ煮)…大½缶(100g)	**A** 酒…大さじ½
豆腐(木綿)…小1丁(200g)	しょうゆ…小さじ½
白菜キムチ…50g	小ねぎの小口切り…適量
水…適量	

作り方

1 さば缶の缶汁に水を足し、½カップにする。さばは粗くほぐす。

2 豆腐は8等分に切る。

3 鍋に1の汁を入れて**A**を加え、2、さば、キムチを加える。強火にかけて煮立ったらふたをし、中火で4〜5分、豆腐が温まるまで煮る。器に盛り、小ねぎを散らす。(小林)

190kcal 糖質7.2g 塩分1.5g

POINT

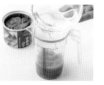

魚料理は缶詰を使って手軽に。缶汁ごと使えば、味つけもラクチン！

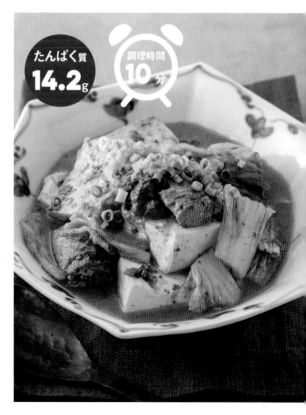

たんぱく質 **14.2**g
調理時間 **10**分

たんぱく質がとれる サラダレシピ

低エネルギーな野菜にたんぱく質食材をプラスして、ボリュームのあるサラダを作りましょう。ビタミンや食物繊維もとれるので、体の内側からきれいを目指せます。
※このコラムの分量は基本2人分ですが、一部、2〜3人分もあります。

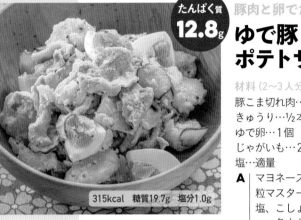

たんぱく質 **12.8**g

315kcal 糖質19.7g 塩分1.0g

豚肉と卵でたんぱく質をダブルチャージ

ゆで豚ポテトサラダ

材料（2〜3人分）
豚こま切れ肉…120g
きゅうり…½本（50g）
ゆで卵…1個
じゃがいも…2個（300g）
塩…適量
A マヨネーズ…大さじ3
　粒マスタード…大さじ½
　塩、こしょう、砂糖
　　…各少々

作り方　15分（冷ます、あら熱をとる時間は除く）

1 鍋に熱湯を沸かし、塩少々を入れて弱火にし、豚肉を色が変わるまでゆでる。ざるにあげ、冷ます。きゅうりは薄い輪切りにして塩少々をふり、5分ほどおいて水けをしぼる。ゆで卵はひと口大に切る。

2 じゃがいもはひとつずつラップで包み、電子レンジで3分、上下を返してさらに2分ほど加熱する。取り出してペーパータオルなどを使いながら皮をむいてボウルに入れ、フォークで粗くつぶしてあら熱をとる。

3 2にAを混ぜ、1を加えてあえる。（市瀬）

わさびで和の風味を感じる

ローストビーフとショートパスタのサラダ

たんぱく質 **13.9**g

材料（2人分）
ローストビーフ…80g
ショートパスタ
（フジッリなど）…50g
水菜…¼束
玉ねぎ…25g
クレソン…½束
トマト…½個
ひよこ豆（水煮）…60g
A オリーブ油…大さじ2
　酢…大さじ1
　練りわさび…小さじ½
　塩…小さじ⅙

作り方　10分（パスタをゆでる時間は除く）

1 パスタは塩5g（分量外）を加えた熱湯2½カップで表示通りゆで、湯をきる。ローストビーフはひと口大の薄切りにする。

2 水菜は4cm長さに切り、玉ねぎは薄切りにし、クレソンは葉先を摘む。合わせて冷水にさらし、水けをきる。トマトは粗みじん切りにし、混ぜ合わせたAに加えてよく混ぜる。

3 ボウルに1、2、ひよこ豆を入れてよくあえる。（検見﨑）

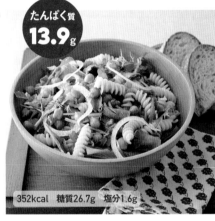

352kcal 糖質26.7g 塩分1.6g

さっぱり薬味と濃厚なアボカドが合う

あぶりまぐろとアボカドの薬味サラダ

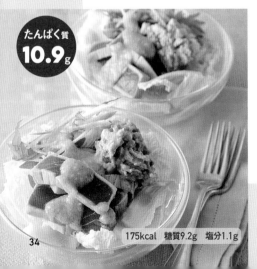

たんぱく質 **10.9**g

175kcal 糖質9.2g 塩分1.1g

材料（2人分）
まぐろ（赤身・刺し身用さく）
　…80g
アボカド…½個
白菜…100g
みょうが…1個
青じそ…5枚
しょうが…小1片
レモン汁…大さじ½
A 酢、みそ…各大さじ1
　砂糖、オリーブ油
　　…各大さじ½

作り方　15分

1 まぐろは魚焼きグリルでさっと表面を焼き、あら熱がとれたら5mm幅に切る。

2 アボカドはフォークの背で粗くつぶし、レモン汁を加えて混ぜる。白菜はひと口大に切り、冷水にさらして水けをきる。みょうがは縦半分に切り、斜め薄切りにし、青じそは小さくちぎり、しょうがはせん切りにし、合わせて冷水にさらして水けをきる。

3 1、2を彩りよく盛り、混ぜ合わせたAをかける。（検見﨑）

少し辛みのあるドレッシングがあじを引き立てる
あじの韓国風サラダ仕立て

たんぱく質
12.9g

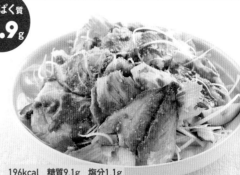

材料(2人分)
あじ(刺し身用・三枚おろし)…2尾分
レタス…¼個
きゅうり…1本
白髪ねぎ…½本分
塩…少々
サラダ油…大さじ½
A コチュジャン、マヨネーズ、
　　ポン酢しょうゆ、水、ごま油
　　…各大さじ½
　　砂糖…小さじ½
　　白すりごま、しょうがのすりおろし、
　　にんにくのすりおろし…各少々

作り方 15分
1 あじは大きめのひと口大に
　切って塩をふる。
2 レタスはちぎり、きゅうり
　は斜め半月切りにする。
3 フライパンにサラダ油を熱
　して1を両面焼き、2、白髪
　ねぎと合わせて器に盛り、
　混ぜ合わせた**A**をかける。

196kcal 糖質9.1g 塩分1.1g

たんぱく質
17.9g

フライドポテトを加えて、主菜級のボリュームに
焼きいかとポテトのマリネサラダ

材料(2人分)
するめいか…小2はい
フライドポテト(皮つき・
　冷凍)…100g
きゅうり…½本
玉ねぎ…25g
にんじん…15g
A アンチョビーの
　　みじん切り…1枚分
　　にんにくのみじん切り
　　…½片分
　　レモン汁…大さじ2
　　オリーブ油
　　…大さじ1
　　塩…適量

作り方 18分(あら熱をとる時間は除く)
1 いかは下処理をして魚焼きグリルで
　7〜8分焼く。あら熱がとれたら胴は
　1cm厚さの輪切りに、足は食べやす
　い大きさに切る。フライドポテトは
　オーブントースターで表示通りにこ
　んがりと焼く。
2 きゅうりは皮を縞目にむき、縦半分
　に切って斜め薄切りにする。玉ねぎ
　は薄切りに、にんじんはせん切りに
　する。野菜をすべてボウルに入れ、
　混ぜ合わせた**A**を回しかける。
3 2に1を加え、さっと混ぜる。(検見﨑)

247kcal 糖質19.0g 塩分1.3g

ナンプラーとライムで本格的な味わい
えびとキャベツのエスニックサラダ

たんぱく質
16.3g

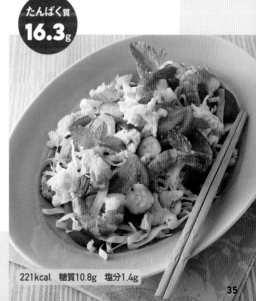

材料(2人分)
無頭えび(殻つき)…8尾
キャベツ…⅛個
きゅうり…½本
トマト…1個
卵…2個
サラダ油…大さじ1
ミントの葉…少々
A ライムの搾り汁…大さじ1
　　ナンプラー…大さじ½
　　赤とうがらしの刻み…少々

作り方 20分
1 えびはあれば背ワタを除いてゆで、
　尾を残して殻をむく。キャベツは
　5mm幅の細切りに、きゅうりは皮
　を縞目にむいて5mm厚さの輪切り
　にし、合わせて冷水にさらして水
　けをよくきる。トマトは1cm幅の
　くし形切りにする。
2 フライパンにサラダ油を強火で
　熱し、割りほぐした卵を流し入れ、
　手早く炒めて大きめの炒り卵を
　作る。
3 ボウルに1、2、ミントを入れ、
　混ぜ合わせた**A**を加えてあえる。
　(検見﨑)

221kcal 糖質10.8g 塩分1.4g

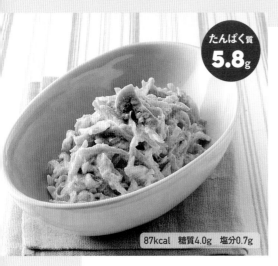

たんぱく質
5.8g

たっぷりヨーグルトでまろやかに

にんじん、ツナ、マッシュルームの
ヨーグルトサラダ

材料（2人分）
ツナ缶（水煮）…小1缶（60g）
にんじん…¼本
マッシュルーム…2個
オリーブ油…大さじ½
塩、こしょう…各適量
A ｜ プレーンヨーグルト
　　　…½カップ
　　 レモン汁…小さじ1

作り方 10分（冷ます時間は除く）
1 にんじんはスライサーで細切り
　 に、マッシュルームは薄切りに
　 する。
2 フライパンにオリーブ油を中火
　 で熱し、1がくったりするまで炒
　 め、塩、こしょう各少々をふっ
　 て冷ます。
3 ボウルに2、缶汁をきったツナ缶
　 を合わせ、Aを加えてあえ、塩、
　 こしょう各少々で味を調える。
　 （検見﨑）

87kcal　糖質4.0g　塩分0.7g

じゃこのカリカリ感がたまらない

和風ネバネバサラダ

たんぱく質
9.5g

材料（2人分）
豆腐（木綿）
　…½丁（150g）
長いも…100g
オクラ…5本
レタス…⅛個
ちりめんじゃこ…10g
ごま油…大さじ1
A ｜ だし汁、しょうゆ、酢
　　　…各大さじ1

作り方 15分（水きりする時間は除く）
1 豆腐は大きめのひと口大に手で
　 割り、ざるにあげて20分ほど
　 水きりする。長いもは5mm厚さ
　 の半月切りにする。オクラは色
　 よくゆでる。レタスはひと口大
　 に切り、冷水にさらして水けを
　 きる。
2 フライパンにじゃこ、ごま油を
　 入れて弱火で熱し、じゃこがカ
　 リカリになるまで炒め、火を止
　 めて混ぜ合わせたAを加える。
3 1を器に盛り、2をかける。
　 （検見﨑）

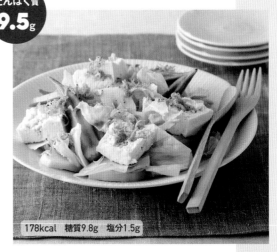

178kcal　糖質9.8g　塩分1.5g

たんぱく質
13.8g

スモークサーモンでリッチな味わいに

ブロッコリーとカリフラワーの
タルタルホットサラダ

材料（2人分）
ゆで卵…2個
スモークサーモン…4枚
ブロッコリー…⅓株
カリフラワー…¼株
玉ねぎのみじん切り…25g
A ｜ マヨネーズ
　　　…大さじ2
　　 ピクルスのみじん切り、
　　 粒マスタード
　　　…各大さじ1

作り方 15分
1 ブロッコリー、カリフラワーは
　 小房に分けてゆで、水けをきる。
2 玉ねぎは水にさらし、水けをし
　 っかりしぼる。フォークの背で
　 大きめに割ったゆで卵、Aとと
　 もによく混ぜ合わせ、タルタル
　 ソースを作る。
3 ボウルに1、スモークサーモンを
　 入れて合わせ、2のタルタルソ
　 ースを加えてあえる。（検見﨑）

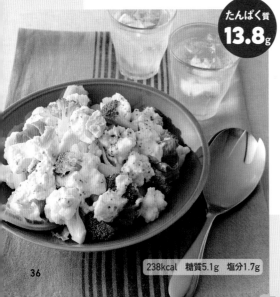

238kcal　糖質5.1g　塩分1.7g

PART2

作りおきも
同時にできる!
たんぱく質のおかず

時間に余裕があるときは、おかずをたっぷり作って
余った分は作りおきとして保存しましょう。
忙しいときや、「何もない!」というときに重宝すること間違いなし!

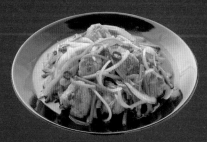 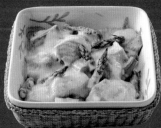 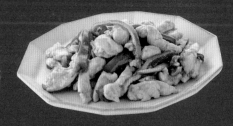

※このパートの分量は4人分です。

鶏肉

フォークで刺して穴を開ける、繊維を断つように切るなどの工夫で、時間がたっても肉がやわらかく仕上がります。唐揚げなどの揚げものは、まとめて作って冷凍保存が便利。

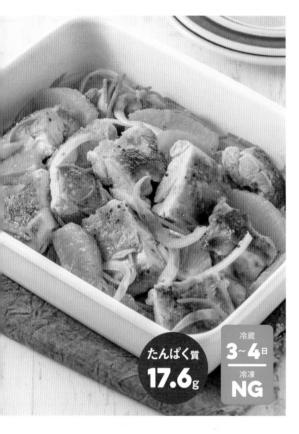

たんぱく質
17.6g

冷蔵
3~4日

冷凍
NG

オレンジのさわやかな酸味がアクセント
皮パリチキンのオレンジマリネ

材料（4人分）
鶏もも肉
　…2枚（400g）
にんじん…1本
玉ねぎ…¼個
パプリカ（黄）…⅓個
オレンジ…1個
塩…適量
こしょう…少々
A ┌ オリーブ油…大さじ5
　　│ 酢…大さじ1½
　　│ 粒マスタード
　　│ 　…大さじ½
　　│ 塩…小さじ½
　　└ こしょう…少々
オリーブ油…小さじ1

作り方 `25分（なじませる時間は除く）`

1 鶏肉は塩小さじ½、こしょうをふってなじませる。にんじんは5cm長さのせん切りにして塩少々をふってざっと混ぜ、5分ほどおいて水けをぎゅっとしぼる。玉ねぎ、パプリカは縦に薄切りにする。オレンジは薄皮ごと皮をむいて果肉を取り出す。

2 バットに**A**を混ぜ合わせ、にんじん、玉ねぎ、パプリカを加えてあえる。

3 フライパンにオリーブ油を中火で熱し、鶏肉の皮目を下にして弱めの中火で9～10分焼く。裏返して弱火で2～3分焼き、食べやすく切って熱いうちに**2**に加えてあえる。オレンジを加え、15分以上なじませる。（市瀬）

360kcal　糖質7.3g　塩分1.8g

たれに漬け込んでしっとりジューシーに
鶏の竜田揚げ

材料（4人分）
鶏むね肉…大2枚（500g）
ししとう…4本
A ┌ しょうがのすりおろし
　　│ 　…2片分
　　│ しょうゆ…大さじ2
　　└ 酒…大さじ1
揚げ油、片栗粉…各適量
すだちのくし形切り…適量

作り方 `25分（おく時間は除く）`

1 鶏肉はひと口大に切る。ししとうはつまようじで数か所穴を開ける。

2 ボウルに**A**を混ぜ合わせ、**1**の鶏肉を入れてもみ込み、10分ほどおく。

3 160℃に熱した揚げ油で、ししとうを素揚げにして取り出す。**2**の汁けをふき取り、片栗粉を薄くまぶして、170℃に温度を上げてカラッと揚げる。食べるときにすだちを添える。

273kcal　糖質17.2g　塩分1.4g

たんぱく質
22.3g

冷蔵
3日

冷凍
2週間

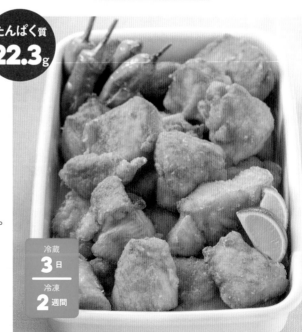

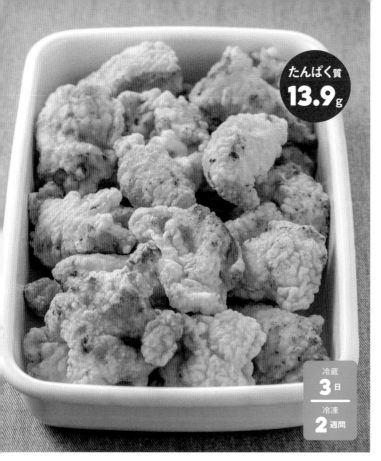

たんぱく質
13.9g

衣がサクふわで肉もやわらか
ささみの鶏天

材料（4人分）
ささみ…6本(240g)
A 酒、薄口しょうゆ…各大さじ1½
　　しょうがのすりおろし、
　　　にんにくのすりおろし…各少々
B 溶き卵…1個分
　　小麦粉…大さじ5
　　水…大さじ4
　　片栗粉…大さじ3
揚げ油…適量

作り方 20分（おく時間は除く）

1 ささみは筋を除いて2〜3等分のそぎ切りにし、**A**をもみ込んで10分ほどおく。**B**は合わせておく。

2 1の鶏肉を**B**にくぐらせ、180℃に熱した揚げ油でカラッと揚げる。

208kcal　糖質16.6g　塩分1.2g

冷蔵
3日
冷凍
2週間

プチプチ食感がクセになる
ささみの
明太しそ巻き

材料（4人分）
ささみ…6本(240g)
からし明太子…1腹
青じそ…12枚
A 酒…大さじ1
　　塩、こしょう…各少々
サラダ油…大さじ1

作り方 25分

1 ささみは筋を除いて斜め半分に切り、**A**をもみ込む。

2 からし明太子は中身をこそげ出し、青じその裏側に等分にぬり、**1**に巻きつける。全部で12個作る。

3 フライパンにサラダ油を中火で熱し、**2**の巻き終わりを下にして並べ入れ、転がしながら焼いて中まで火を通す。

106kcal　糖質2.8g　塩分0.9g

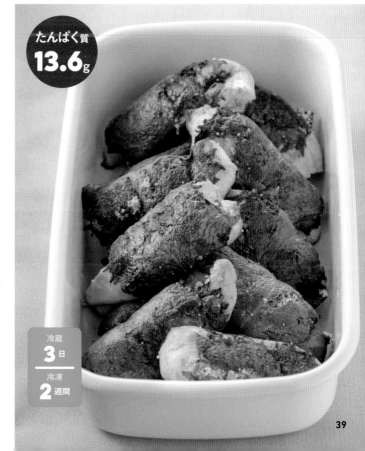

たんぱく質
13.6g

冷蔵
3日
冷凍
2週間

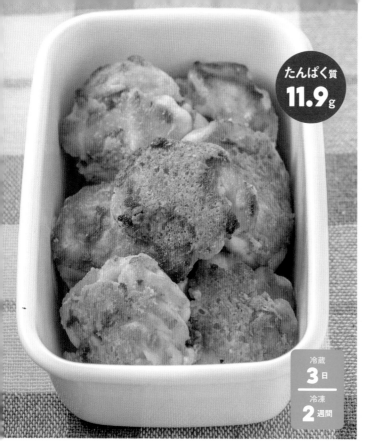

たんぱく質
11.9g

マヨネーズでラクラク味つけ
ささみの
マヨチーズ焼き

材料 (4人分)
ささみ…6本(240g)
A | マヨネーズ、粉チーズ…各大さじ1
　　| 塩、こしょう、小麦粉…各少々
サラダ油…適量

作り方 20分

1 ささみは筋を除いてはさみで粗く切り、ボウルに **A** とともに入れてよく練り混ぜる。

2 **1**を12等分にし、平らに丸める。

3 フライパンにサラダ油を中火で熱し、**2**を並べ入れて両面をこんがりと焼く。

117kcal　糖質2.0g　塩分0.3g

冷蔵
3日
冷凍
2週間

酢で煮て鶏肉をホロホロに
鶏手羽の
酢じょうゆ煮

材料 (4人分)
鶏手羽先…8本(400g)
にんにく…4片
塩…適量
A | だし汁…2カップ
　　| 酢、しょうゆ…各¼カップ

作り方 35分(おく時間は除く)

1 ざるに鶏手羽先を並べ、両面に強めに塩をふって15〜20分おき、ペーパータオルで水けをふき取る。

2 にんにくは縦に半分に切る。

3 フライパンを弱めの中火で熱し、**1**、**2**を並べ入れ、7〜8分かけてじっくり両面に焼き色をつけ、出た脂はペーパータオルでふき取る。**A**を加え、ふたをして20分ほど煮る。(林)

146kcal　糖質3.4g　塩分1.7g

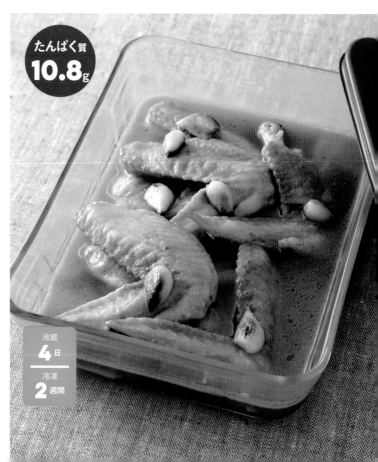

たんぱく質
10.8g

冷蔵
4日
冷凍
2週間

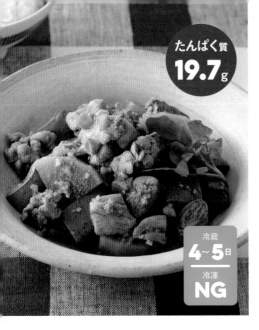

たんぱく質 **19.7**g

冷蔵 **4～5**日
冷凍 **NG**

レバーでおいしく鉄分補給

鶏とレバーのピリ辛煮込み

材料(4人分)
鶏もも肉…大1枚(250g)
鶏レバー(ハツつき)…200g
こんにゃく…小1枚(150g)
大根…250g
しょうがのみじん切り
…20g
A 湯…1¼カップ
酒、コチュジャン
…各大さじ2
砂糖…大さじ½
しょうゆ…小さじ2
ごま油…小さじ1
クレソン…適量

作り方 `45分`
1 こんにゃくは5mm幅のひと口大に切り、下ゆでする。大根は7～8mm幅のいちょう切りにする。

2 鶏肉は小さめのひと口大に切る。鶏レバーはハツを切り離して小さめのひと口大に切り、ハツは脂肪を除いて縦半分に切る。レバー、ハツは、水洗いして水けをきる。

3 鍋に**A**を合わせて中火にかけ、沸騰したら**2**を入れる。煮立ったらアクを除き、しょうが、**1**を加え、再び煮立ったら少し火を弱めて落としぶたをして、大根がやわらかくなるまで20分ほど煮る。食べるときにクレソンを添える。(検見崎)

222kcal 糖質9.3g 塩分1.2g

烏龍茶葉入りで香ばしい

五香粉のフライドチキン

材料(4人分)
鶏手羽元…12本(600g)
A しょうゆ、みりん…各大さじ3
五香粉…小さじ½
B 溶き卵…1個分
牛乳…¾カップ
溶かしバター…大さじ2
片栗粉…大さじ1
C 小麦粉…⅔カップ
片栗粉…⅓カップ
白いりごま…大さじ4
烏龍茶葉…大さじ1
揚げ油…適量
ベビーリーフ、五香粉…各適量

作り方 `20分`(漬ける時間は除く)
1 ポリ袋に鶏手羽元、**A**を入れてもみ込み、1時間漬ける。

2 ボウルに**B**を混ぜ合わせ、**1**をくぐらせる。

3 バットに**C**を混ぜ合わせて**2**にまぶし、160℃に熱した揚げ油でカラッと揚げる。食べるときにベビーリーフを添え、五香粉をふる。

488kcal 糖質34.6g 塩分1.7g

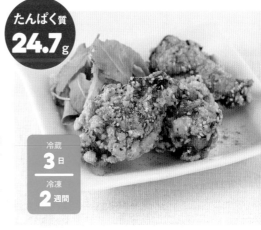

たんぱく質 **24.7**g

冷蔵 **3**日
冷凍 **2**週間

乾物の旨みが味わい深い

切り干し大根と手羽先のうま煮

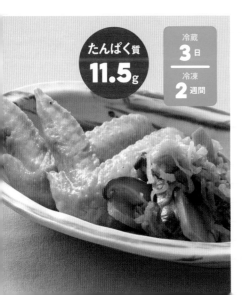

たんぱく質 **11.5**g

冷蔵 **3**日
冷凍 **2**週間

材料(4人分)
鶏手羽先…8本(400g)
切り干し大根…40g
干ししいたけ…3枚
にんじん…½本
A しいたけのもどし汁+水
…2½カップ
サラダ油…大さじ1
B しょうゆ…大さじ3
みりん…大さじ2
砂糖…大さじ1

作り方 `45分`(もどす時間は除く)
1 切り干し大根は水でかるくもみ洗いして水けをしぼり、ざく切りにする。干ししいたけはもどして薄切りにし、しいたけのもどし汁は水と合わせる(**A**)。にんじんは短冊切りにする。

2 鍋にサラダ油を中火で熱し、鶏手羽先、切り干し大根、干ししいたけを入れる。全体を混ぜながら2分ほど炒め、**A**、**B**を加える。煮立ったらアクを除き、ふたをして弱火で15分煮る。にんじんを加えてさらに5分煮て、ふたをとり火を強め、煮汁が半量になるまで煮詰める。

226kcal 糖質12.9g 塩分1.7g

鶏肉 鶏もも肉

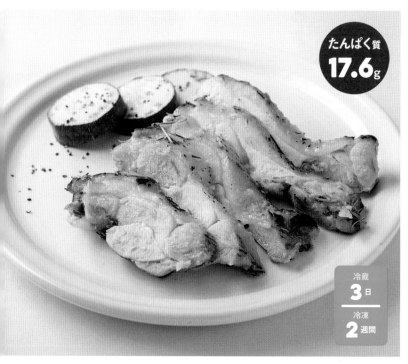

たんぱく質
17.6g

冷蔵
3日

冷凍
2週間

ハーブであっさりとした味わいに
塩麹とハーブの
チキンソテー

材料（4人分）
鶏もも肉…2枚（400g）
ズッキーニ…1本
A 塩麹、オリーブ油…各大さじ2
ローズマリー（乾燥）、
タイム（乾燥）…各小さじ½
オリーブ油…適量
粗びき黒こしょう…適量

作り方 `20分（おく時間は除く）`

1 鶏肉は皮目をフォークで数か所刺す。混ぜ合わせた**A**に鶏肉をもみ込み、30分ほどおく。

2 ズッキーニは1cm厚さの輪切りにし、オリーブ油を熱したフライパンで両面を焼いて取り出す。

3 同じフライパンで**1**を皮目から焼き、裏返してふたをして蒸し焼きにする。食べるときに**2**を添え、粗びき黒こしょうをふる。

283kcal 糖質4.3g 塩分1.2g

とろみのあるソースが肉によくからむ
鶏肉のチリソース炒め

材料（4人分）
鶏もも肉…2枚（400g）
チンゲン菜…1株
塩、こしょう…各少々
サラダ油…大さじ1
A 長ねぎのみじん切り
…1本分
しょうがのみじん切り、にんにくのみじん切り…各1片分

B トマトケチャップ
…120g
鶏ガラスープ
…¾カップ
酒、酢…各大さじ2
豆板醤…大さじ½
砂糖…小さじ2
水溶き片栗粉…小さじ2

たんぱく質
18.1g

作り方 `25分`

1 鶏肉はひと口大に切り、塩、こしょうをふる。チンゲン菜は5cm長さに切る。

2 フライパンにサラダ油を中火で熱し、鶏肉を両面焼いて取り出す。**A**を炒め、鶏肉を戻し入れて炒め合わせる。

3 **2**にチンゲン菜、**B**を加えて煮詰め、水溶き片栗粉を加えてとろみをつける。

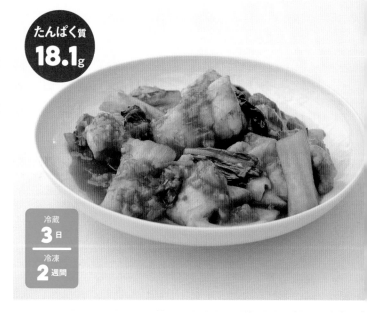

冷蔵
3日

冷凍
2週間

288kcal 糖質12.8g 塩分1.7g

スパイシーだけどほんのり甘いクセになる味

鶏肉のはちみつカレー風味焼き

材料(4人分)

鶏もも肉…2枚(400g)

A はちみつ…80g
  しょうゆ…大さじ4
  砂糖、酒…各大さじ2
  カレー粉…小さじ2

サラダ油…大さじ1
レタス、ミニトマト
  …各適量

作り方 20分

1 鶏肉は余分な脂を除き、半分に切る。**A**は混ぜ合わせておく。

2 フライパンにサラダ油を中火で熱し、1の鶏肉を皮目から3～4分焼き、裏返してふたをして3～4分蒸し焼きにする。

3 **A**を加えてからめながら2～3分焼く。食べるときにレタス、ミニトマトを添える。

337kcal 糖質24.8g 塩分2.8g

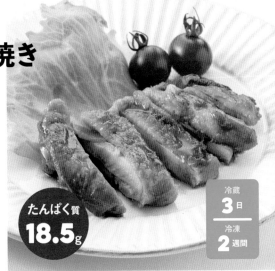

たんぱく質 **18.5g**

冷蔵 **3**日
冷凍 **2**週間

たんぱく質 **23.4g**

青じその風味がさわやか

鶏肉の青じそ揚げ

材料(4人分)

鶏もも肉…2枚(400g)

青じそ…10枚

塩…少々

A 溶き卵…3個分
  小麦粉、水…各大さじ4
  片栗粉、白いりごま
    …各大さじ2

小麦粉…少々
揚げ油…適量
レモンのくし形切り…適量

冷蔵 **3**日
冷凍 **2**週間

作り方 20分

1 鶏肉はひと口大に切り、塩をふる。

2 青じそは粗みじん切りにし、ボウルに入れて**A**とともに混ぜ合わせる。

3 1に小麦粉をまぶし、2の衣をつけ、160℃に熱した揚げ油でカラッと揚げる。食べるときにレモンを添える。

434kcal 糖質12.8g 塩分0.5g

野菜の旨みがじんわり

鶏肉のトマト煮

材料(4人分)

鶏もも肉…2枚(400g)

玉ねぎ…2個

マッシュルーム…10個

にんにくの薄切り…1片分

A 塩、こしょう、小麦粉
    …各適量

オリーブ油…大さじ1

B カットトマト缶…1缶(400g)
  ローリエ…1枚
  白ワイン、生クリーム
    …各大さじ4
  顆粒コンソメスープの素
    …大さじ1
  塩…小さじ1/3

パセリのみじん切り…適量

作り方 30分

1 鶏肉はひと口大に切り、**A**をまぶす。玉ねぎは薄切り、マッシュルームは縦半分に切る。

2 フライパンにオリーブ油、にんにくを熱し、1の鶏肉を焼く。1の野菜、**B**を加えて15～20分煮て、パセリをふる。

367kcal 糖質15.3g 塩分1.9g

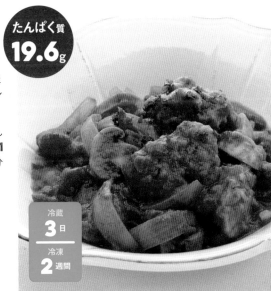

たんぱく質 **19.6g**

冷蔵 **3**日
冷凍 **2**週間

鶏肉 鶏むね肉

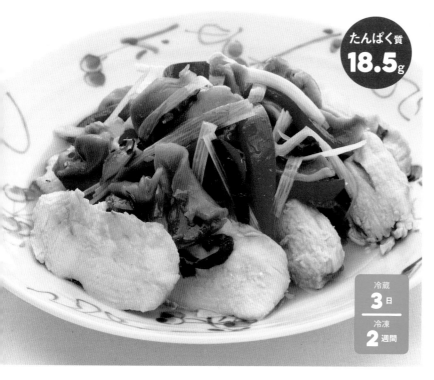

たんぱく質 **18.5**g

冷蔵 **3**日 / 冷凍 **2**週間

ザーサイの食感が楽しい
鶏肉の ザーサイ蒸し

材料(4人分)
鶏むね肉…2枚(400g)
きくらげ(乾燥)…3g
パプリカ(赤)…½個
長ねぎ…1本
味つけザーサイ…80g
A しょうゆ、オイスターソース、
　　ごま油…各小さじ2
酒…大さじ2

作り方 20分(もどす時間は除く)

1 鶏肉は包丁で厚さを均一にして
耐熱容器にのせ、混ぜ合わせた
Aをかける。

2 きくらげは水でもどして細切り
に、パプリカ、長ねぎも細切り
にする。

3 **1**に**2**、ザーサイをのせ、酒を
回しかけ、ふんわりとラップを
して電子レンジで6分加熱する。

192kcal 糖質8.1g 塩分2.2g

おうちで簡単に料亭の味
鶏むね肉の西京焼き

材料(4人分)
鶏むね肉…2枚(400g)
A 白みそ…大さじ3
　　酒、みりん…各大さじ1
　　しょうゆ…小さじ1
小ねぎの小口切り…適量

作り方 30分(漬ける、常温にもどす時間は除く)

1 鶏肉は半分に切って厚みを均一
にし、混ぜ合わせた**A**に漬け
て冷蔵庫にひと晩おく。

2 天板にアルミホイルを広げて常
温にもどした**1**を並べ、オーブ
ントースターで20~25分焼く。
食べるときに小ねぎを散らす。

176kcal 糖質10.2g 塩分1.1g

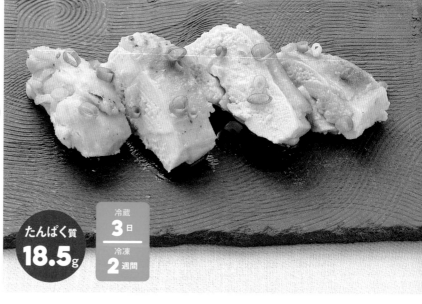

たんぱく質 **18.5**g

冷蔵 **3**日 / 冷凍 **2**週間

磯の風味が豊かな和風味
鶏肉の青のりピカタ

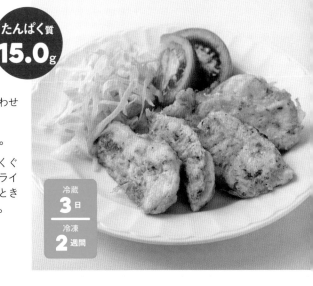

たんぱく質 15.0g

材料（4人分）
鶏むね肉…大1枚（250g）
A｜めんつゆ（3倍濃縮）
　　…大さじ2
　｜しょうがのすりおろし
　　…小さじ1
B｜溶き卵…2個分
　｜青のり…大さじ1
小麦粉…適量
サラダ油…大さじ2
レタスの細切り、
　トマトのくし形切り
　…各適量

作り方 15分（漬ける時間は除く）
1. 鶏肉はそぎ切りにして、合わせたAに10分ほど漬け込む。
2. ボウルにBを混ぜ合わせる。
3. 1に小麦粉をまぶして2にくぐらせ、サラダ油を熱したフライパンで両面を焼く。食べるときにレタス、トマトを添える。

209kcal　糖質8.2g　塩分1.2g

冷蔵 **3**日
冷凍 **2**週間

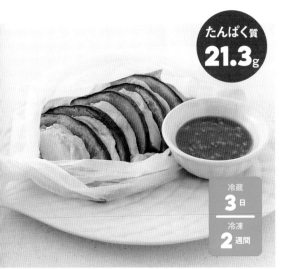

たんぱく質 21.3g

豆板醤がピリッと効いたたれでいただく
鶏と野菜のレンジ蒸し

材料（4人分）
鶏むね肉…2枚（400g）
キャベツ…2枚
かぼちゃ…250g
塩…適量
酒…小さじ4
A｜ピーナッツバター、
　｜　みりん…各大さじ3
　｜しょうゆ、酢…各大さじ1
　｜豆板醤…小さじ1

作り方 28分
1. 鶏肉はそぎ切りにし、キャベツはざく切りに、かぼちゃは5mm幅の薄切りにする。
2. オーブン用シート4枚にそれぞれキャベツを敷き、鶏肉、かぼちゃを交互に並べ、塩、酒を均等にふって包み、耐熱容器に2つのせて電子レンジで7〜8分加熱する。残り2つも同様に加熱する。
3. 食べるときに合わせたAを添える。

308kcal　糖質22.9g　塩分1.5g

冷蔵 **3**日
冷凍 **2**週間

しょうがが効いていくらでも食べられる
鶏むねのナゲット風

たんぱく質 21.4g

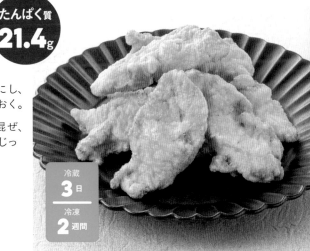

材料（4人分）
鶏むね肉…2枚（400g）
A｜しょうがのすりおろし
　　…大さじ2
　｜砂糖…小さじ1
　｜塩…小さじ1弱
B｜溶き卵…2個分
　｜小麦粉…大さじ6
揚げ油…適量

作り方 15分（おく時間は除く）
1. 鶏肉は大きめのそぎ切りにし、Aをもみ込んで30分ほどおく。
2. 1にBを加えてさっくり混ぜ、170℃に熱した揚げ油でじっくり揚げる。

329kcal　糖質15.5g　塩分1.5g

冷蔵 **3**日
冷凍 **2**週間

鶏肉 ささみ

じっくり焼いて食感を楽しむ
カリカリささみソテー

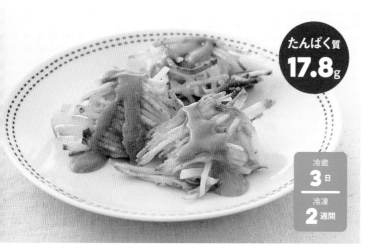

たんぱく質
17.8g

冷蔵
3日

冷凍
2週間

材料（4人分）
ささみ…8本（320g）
じゃがいも…4個
塩…適量
こしょう…少々
A 酒、小麦粉…各大さじ2
オリーブ油…大さじ4
B プレーンヨーグルト、
　　トマトケチャップ…各大さじ4

作り方 25分

1 ささみは筋を除いて3等分に切り、塩少々、こしょうをふる。じゃがいもはせん切りにし、塩少々をふって軽くもむ。

2 **A**を混ぜ合わせてささみにつけ、じゃがいもをささみの両面にはりつける。

3 フライパンにオリーブ油を熱して**2**をフライ返しで押さえながら両面をカリカリに焼く。食べるときに合わせた**B**のソースをかける。

326kcal 糖質21.9g 塩分0.9g

チーズ入りの衣が香ばしい
鶏の チーズパン粉焼き

たんぱく質
16.8g

材料（4人分）
ささみ…8本（320g）
塩…少々
A パン粉…½カップ
　　粉チーズ、パセリのみじん切り
　　　…各大さじ2
　　ガーリックパウダー…小さじ½
　　塩…小さじ⅓
　　こしょう…少々
サラダ油…大さじ3
サラダ菜、トマトケチャップ…各適量

作り方 20分

1 ささみは筋を除いてそぎ切りにし、塩をふって合わせた**A**をまぶす。

2 フライパンにサラダ油を熱し、**1**の両面をこんがりと焼く。食べるときにサラダ菜、ケチャップを添える。

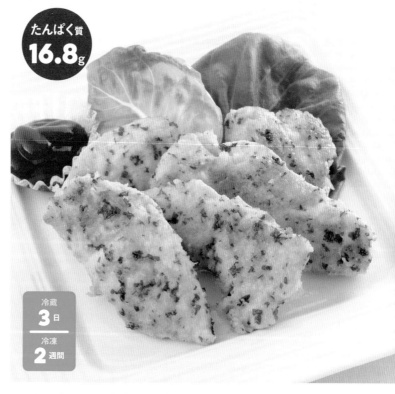

冷蔵
3日

冷凍
2週間

198kcal 糖質6.6g 塩分1.1g

のりを巻いて味わい深く

ささみの磯辺揚げ

たんぱく質 **15.9**g

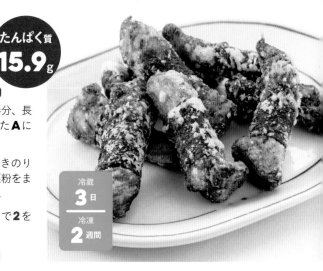

材料（4人分）
ささみ…8本（320g）
焼きのり（3×6cm）…32枚
A | しょうゆ、酒、みりん
　　　…各大さじ1
　　　砂糖…大さじ½
　　　しょうがのすりおろし、
　　　にんにくのすりおろし
　　　…各1片分
片栗粉、揚げ油…各適量

作り方 20分（漬ける時間は除く）

1 ささみは筋を除いて縦半分、長さ半分に切り、合わせた**A**に半日漬ける。

2 1の汁けをぬぐって、焼きのりを1本ずつに巻き、片栗粉をまぶす。全部で32本作る。

3 170℃に熱した揚げ油で**2**をカラッと揚げる。

冷蔵 **3** 日 ／ 冷凍 **2** 週間

161kcal　糖質13.7g　塩分0.7g

たんぱく質 **12.9**g

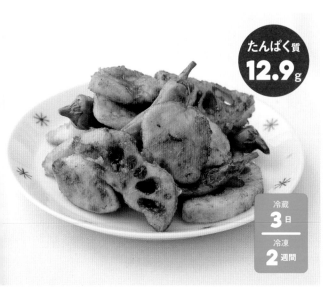

肉と野菜の食感のコントラストが楽しい

れんこんとささみの照り酢焼き

冷蔵 **3** 日 ／ 冷凍 **2** 週間

材料（4人分）
ささみ…6本（240g）
れんこん…15cm
ししとう…8本
A | 砂糖…大さじ2
　　　しょうゆ
　　　…小さじ2
片栗粉…適量
サラダ油…大さじ3
B | 酒、酢、しょうゆ
　　　…各大さじ3

作り方 20分（漬ける、さらす時間は除く）

1 ささみは筋を除いてひと口大に切り、合わせた**A**に30分以上漬けて下味をつけ、汁けをぬぐう。れんこんは7mm幅の半月切りにし、酢水（分量外）にさらして水けをふく。

2 ししとうはつまようじで数か所穴を開ける。1に片栗粉をまぶす。

3 フライパンにサラダ油を中火で熱して**2**を焼き、**B**を加えて炒め合わせる。

241kcal　糖質19.9g　塩分2.4g

ナンプラーを入れてエスニック風の味わいに

ささみとピーマンのオイスター中華炒め

たんぱく質 **12.1**g

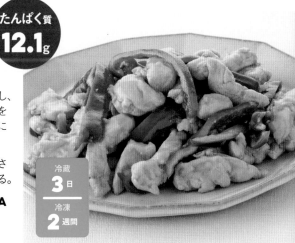

材料（4人分）
ささみ…6本（240g）
ピーマン…3個
しょうがのみじん切り、
にんにくのみじん切り
　…各1片分
塩、こしょう…各少々
片栗粉…適量
ごま油…大さじ2
A | オイスターソース、
　　　しょうゆ…各大さじ1
　　　ナンプラー…小さじ1

作り方 20分

1 ささみは筋を除いて細切りにし、塩、こしょうをふって片栗粉をまぶす。ピーマンも、細切りにする。

2 フライパンにごま油を熱し、ささみ、しょうが、にんにくを炒める。

3 **2**にピーマンを加えて炒め、**A**を加えて炒め合わせる。

冷蔵 **3** 日 ／ 冷凍 **2** 週間

142kcal　糖質6.3g　塩分1.7g

鶏肉 鶏手羽先・鶏手羽元・鶏レバー

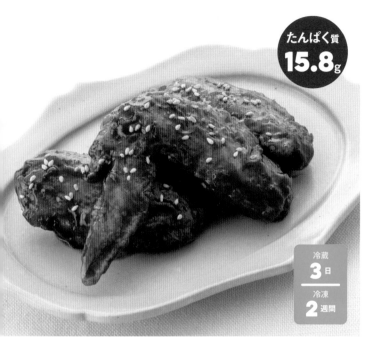

たんぱく質
15.8g

冷蔵
3日

冷凍
2週間

韓国で定番のうま辛な味
ヤンニョムチキン

材料（4人分）
鶏手羽先…12本(600g)
塩、こしょう…各少々
A コチュジャン、トマトケチャップ…各大さじ3
　　 はちみつ…大さじ2
　　 にんにくのすりおろし…小さじ1
片栗粉、揚げ油…各適量
白いりごま…小さじ1

作り方 **20分**

1 鶏手羽先は骨にそって切り込みを入れて、塩、こしょうをふる。

2 耐熱容器に**A**をよく混ぜ合わせ、ふんわりとラップをして電子レンジで1分加熱する。

3 **1**に片栗粉をまぶして170℃に熱した揚げ油でカラッと揚げる。熱いうちに**2**をからめてごまをふる。

290kcal　糖質20.9g　塩分1.6g

揚げた鶏においしいたれがよくからむ
鶏手羽先のさっぱり漬け

材料（4人分）
鶏手羽先…12本(600g)
ズッキーニ…½本
玉ねぎ…¼個
しょうがの薄切り…6枚
A 塩、こしょう、片栗粉
　　 …各適量
　　 しょうがのすりおろし
　　 …小さじ2

みりん、酒
　…各大さじ4
B しょうゆ
　　…大さじ4
　　酢…大さじ2
　　砂糖…小さじ2
揚げ油…適量

たんぱく質
15.8g

作り方 **25分**（漬ける時間は除く）

1 鶏手羽先は骨にそって切り込みを入れて、**A**をもみ込む。ズッキーニは輪切り、玉ねぎは薄切りにする。

2 鍋にみりん、酒を入れて煮立たせ、玉ねぎ、しょうが、**B**を加える。ひと煮立ちさせ、バットに移す。

3 160℃に熱した揚げ油で鶏肉をじっくりと揚げ、170℃に温度を上げてズッキーニも素揚げし、ともに**2**に30分ほど漬ける。

267kcal　糖質11.8g　塩分2.1g

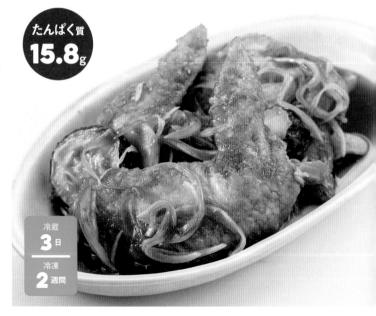

冷蔵
3日

冷凍
2週間

じっくり煮込むと鶏肉がホロホロに

鶏手羽元のトマトクリーム煮

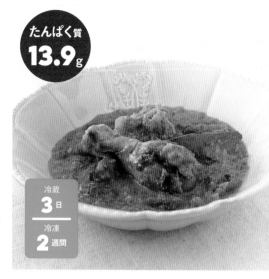

たんぱく質
13.9g

材料（4人分）
鶏手羽元…8本(400g)
塩、こしょう…各適量
小麦粉…大さじ2
オリーブ油…大さじ1
A 玉ねぎのみじん切り
　　…1個分
　　にんにくのみじん切り
　　…1片分
B カットトマト缶…1缶(400g)
　　ローリエ…2枚
　　水…½カップ
　　顆粒コンソメスープの素
　　…大さじ½
生クリーム…½カップ

作り方　45分
1 鶏手羽元は塩、こしょう各少々をふり、小麦粉をまぶす。

2 鍋にオリーブ油を熱して**1**を焼き、焼き色がついたら**A**を加えて炒める。

3 **B**を加え、ふたをして弱めの中火で30分ほど煮込む。生クリームを加えて5分ほど煮込み、塩、こしょう各少々をふる。

冷蔵 **3**日
冷凍 **2**週間

316kcal　糖質13.7g　塩分0.8g

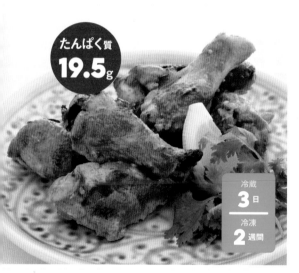

たんぱく質
19.5g

冷蔵 **3**日
冷凍 **2**週間

ヨーグルトを多めに入れてマイルドな味つけに

まろやかタンドリーチキン

材料（4人分）
鶏手羽元…12本(600g)
A プレーンヨーグルト
　　…200g
　　トマトケチャップ
　　…大さじ2
　　カレー粉…小さじ2
　　しょうがのすりおろし、
　　にんにくのすりおろし、
　　オイスターソース
　　…各小さじ1
　　塩…小さじ½
パクチー、レモンのくし形
切り…各適量

作り方　35分（おく時間は除く）
1 鶏手羽元は骨にそって切り込みを入れる。

2 ボウルに**A**を混ぜ合わせ、**1**を加えてよくもみ込み、冷蔵庫で2時間おく。

3 220℃に予熱したオーブンに**2**を入れて25分ほど焼き、食べるときにパクチー、レモンを添える。

229kcal　糖質5.2g　塩分1.5g

よく漬け込んで味をしみ込ませるのがコツ

レバーのオイル漬け

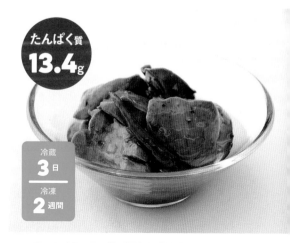

たんぱく質
13.4g

材料（4人分）
鶏レバー…300g
塩麹…大さじ3
オイスターソース…大さじ4
赤とうがらし(種を除く)
　…2本
オリーブ油…適量

作り方　15分（漬ける時間は除く）
1 鶏レバーは流水で洗い、水けをふいて塩麹をもみ込み、冷蔵庫で半日漬ける。

2 **1**を水で洗い、熱湯で2分ほどゆでて火からおろす。あら熱がとれたらそぎ切りにしてオイスターソースをからめる。

3 ポリ袋に**2**、赤とうがらし、オリーブ油を入れ、1日漬ける。

冷蔵 **3**日
冷凍 **2**週間

268kcal　糖質9.7g　塩分3.0g

豚肉

粉をまぶす、下味をつけてから焼くなど、ひと手間加えて調理すると、冷めてもおいしさをキープできます。保存するときは、濃いめの味つけでしっかりと火を通して。

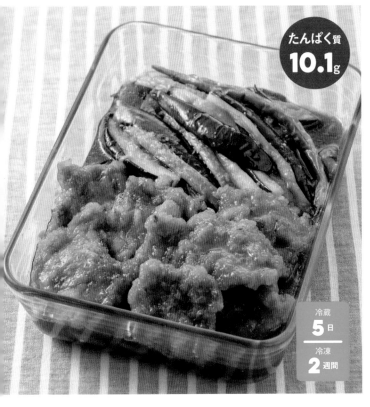

たんぱく質
10.1g

冷蔵
5日

冷凍
2週間

薄切り肉を折りたたんでやわらかく仕上げる
豚肉となすの和風揚げ浸し

材料（4人分）
豚もも薄切り肉	片栗粉、揚げ油…各適量
…200g	**A** 水…1カップ
なす…5本	めんつゆ（3倍濃縮）
さやいんげん…16本	…大さじ5
塩…小さじ½	しょうがのすりおろし
酒…大さじ2	…大さじ1

作り方 **22分**（なじませる時間は除く）

1 豚肉は塩、酒をもみ込み、2～3等分に折りたたんで片栗粉をまぶす。なすは縦6等分に切る。さやいんげんはヘタとすじを除く。

2 バットに**A**を混ぜ合わせる。

3 フライパンに揚げ油を1cm深さほど入れて強めの中火で熱し、**1**をそれぞれ3～4分ずつ返しながら揚げ焼きにし、油をきる。熱いうちに**2**に浸し、15分以上おいてなじませる。（市瀬）

303kcal 糖質13.6g 塩分2.3g

種ごと煮込んだ梅の味わいでさっぱりと
豚しゃぶ梅煮

材料（4人分）
豚ロース薄切り肉	梅干し…3個
（しゃぶしゃぶ用）	**A** 湯…1カップ
…300g	酒…大さじ2
長いも…250g	みりん…小さじ2
しめじ…1パック（100g）	しょうゆ…小さじ½
	塩…少々

作り方 **25分**

1 長いもは3～4cm長さ、1cm角の棒状に切る。しめじはほぐす。

2 鍋に**A**を合わせて中火で熱し、梅干しを2～3つにちぎりながら種ごと加える。煮立ったら豚肉を加えて火を通し、アクを除く。

3 **1**を加えて落としぶたをし、7～8分煮て味をなじませる。（検見﨑）

249kcal 糖質13.3g 塩分0.7g

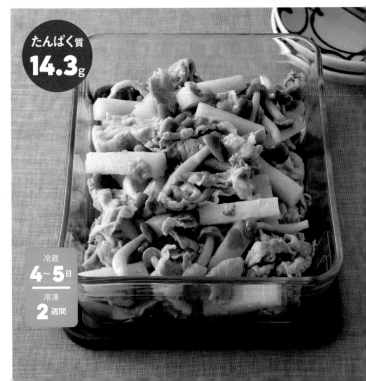

たんぱく質
14.3g

冷蔵
4～5日

冷凍
2週間

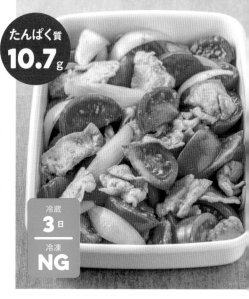

たんぱく質
10.7g

トマトの酸味であっさりといただく
トマトと豚肉の甘辛中華炒め

材料（4人分）
豚ロース薄切り肉
　…200g
トマト…4個
玉ねぎ…½個
しょうがのみじん切り
　…1片分
塩、こしょう…各少々
小麦粉、ごま油
　…各大さじ1
A しょうゆ…大さじ3
　　酒、はちみつ
　　　…各大さじ2

作り方 20分

1 豚肉は食べやすい大きさに切り、塩、こしょうをふって小麦粉をまぶす。トマト、玉ねぎはくし形切りにする。

2 フライパンにごま油、しょうがを入れて弱火にかけ、香りが立ったら中火にして豚肉を炒める。肉の色が変わったら玉ねぎを加える。

3 玉ねぎがしんなりしたら**A**を加えて炒め合わせ、トマトを加えてさっと混ぜ合わせる。

261kcal　糖質21.6g　塩分2.1g

冷蔵
3日

冷凍
NG

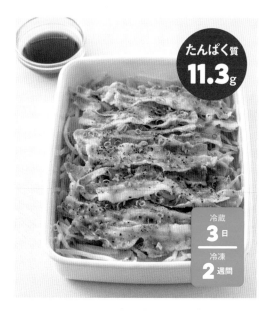

たんぱく質
11.3g

冷蔵
3日

冷凍
2週間

たっぷりもやしでボリューム満点
もやしと豚肉の
フライパン蒸し

材料（4人分）
豚バラ薄切り肉…300g
もやし…2袋(400g)
にんじん…1本
A 酒…大さじ4
　　塩、粗びき黒こしょう
　　　…各少々
小ねぎの小口切り、
　ポン酢しょうゆ…各適量

作り方 25分

1 豚肉は半分の長さに切る。もやしは洗って水けをきり、にんじんはピーラーでささがきにする。

2 フライパンにもやし、にんじん、豚肉の順に重ね、合わせた**A**を回しかけてふたをし、中火で10〜15分加熱する。

3 食べるときに小ねぎを散らし、ポン酢しょうゆを添える。

320kcal　糖質5.3g　塩分0.9g

よくたたいて肉をやわらかく
チーズカツ

材料（4人分）
豚ロース厚切り肉
　…4枚(400g)
塩、こしょう…各少々
小麦粉…適量
溶き卵…1個分
A パン粉…1カップ
　　粉チーズ…大さじ4
揚げ油…適量
ウスターソース…適量

作り方 20分

1 豚肉は筋切りをして、ラップをしてめん棒などでたたき、塩、こしょうをふる。

2 1に小麦粉、溶き卵、混ぜ合わせた**A**の順に衣をつける。

3 フライパンに揚げ油を多めに入れて中火で熱し、2を入れて両面をこんがりと揚げ焼きにする。食べるときにウスターソースを添える。

460kcal　糖質13.3g　塩分1.3g

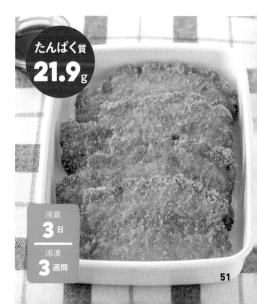

たんぱく質
21.9g

冷蔵
3日

冷凍
3週間

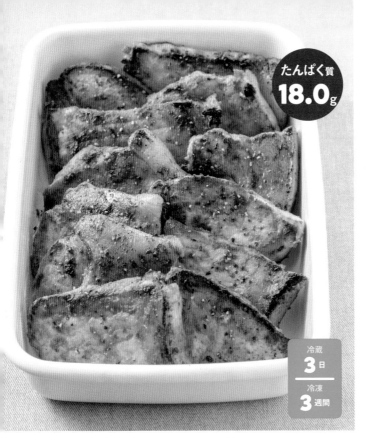

たんぱく質
18.0g

短時間の漬け込みでも
みその風味がしっかり

豚肉の
ヨーグルトみそ漬け

材料（4人分）
豚ロース厚切り肉…4枚(400g)
A | プレーンヨーグルト…大さじ3
 | みそ、酒…各大さじ1½
 | にんにくのすりおろし…少々
サラダ油…大さじ1
粗びき黒こしょう…少々

冷蔵
3日

冷凍
3週間

作り方 15分(漬ける時間は除く)

1 豚肉は1枚を3等分にする。

2 バットに**A**を混ぜ合わせ、**1**を加えてからめ、20分ほど漬け込む。

3 フライパンにサラダ油を中火で熱し、余分な漬けだれをぬぐった**2**の豚肉を入れ、両面をこんがりと焼いて中まで火を通す。仕上げに粗びき黒こしょうをふる。

295kcal　糖質4.5g　塩分0.7g

酢で煮込むから肉がやわらか

豚バラ肉の夏野菜煮

材料（4人分）
豚バラかたまり肉…500g
にんにく…2片
なす…2本
玉ねぎ…1個
パプリカ（赤・黄）…各½個
塩、こしょう…各少々
サラダ油…大さじ1
A | ホールトマト缶
 | …1缶(400g)
 | ローリエ…1枚
 | 酢、水…各½カップ
塩…小さじ⅔

たんぱく質
17.9g

冷蔵
3日

冷凍
3週間

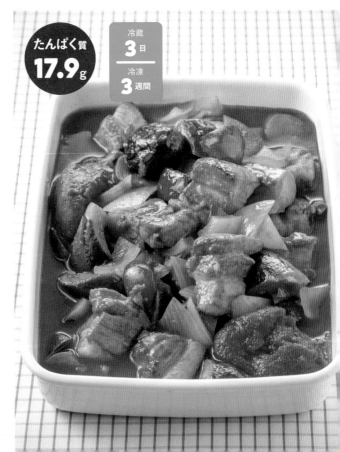

作り方 35分

1 豚肉は12等分に切り、塩、こしょうをふる。にんにくは包丁の背でつぶす。なす、玉ねぎ、パプリカはそれぞれ乱切りにする。

2 鍋にサラダ油、**1**のにんにくを入れて弱火にかけ、香りが立ったらにんにくを取り出して**1**の豚肉を加える。両面をこんがりと焼いて取り出す。

3 同じ鍋に残りの野菜を加えて炒め、全体に油がまわったら**2**を戻し入れて**A**を加えて中火で5分ほど煮る。弱火にしてふたをし、さらに15分ほど煮たら、塩で味を調える。

552kcal　糖質11.6g　塩分1.2g

豚こまを丸めてかたまり肉風に
豚肉の紅しょうが揚げ

たんぱく質 **23.3**g

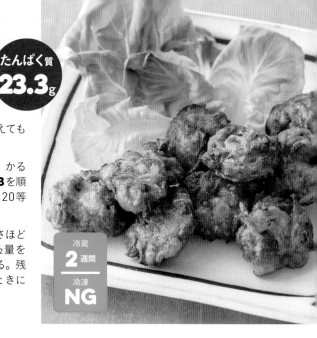

材料（4人分）
豚こま切れ肉…500g
A │ しょうゆ、みりん
　　│ …各大さじ1
溶き卵…1個分
紅しょうがのせん切り
　　…50g
B │ 小麦粉、片栗粉
　　│ …各小さじ5
揚げ油…適量
サラダ菜…適量

作り方 〔25分（おく時間は除く）〕

1 ボウルに豚肉を入れ、**A**を加えてもみ込み、常温で20分おく。

2 1に溶き卵を加えてもみ込み、かるく汁けをきった紅しょうが、**B**を順に加え、その都度もみ込む。20等分にし、平らに丸める。

3 フライパンに揚げ油を2㎝深さほど入れて160℃に熱し、**2**の½量を入れ、5〜6分こんがり揚げる。残りも同様に揚げる。食べるときにサラダ菜を添える。（小林）

冷蔵 **2**週間
冷凍 **NG**

409kcal　糖質15.0g　塩分1.5g

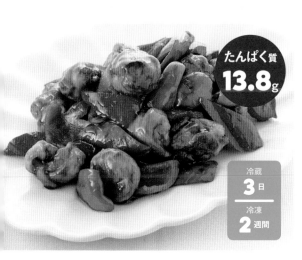

たんぱく質 **13.8**g

冷蔵 **3**日
冷凍 **2**週間

黒酢のコク深い味が豚肉にからむ
豚肉団子の黒酢炒め

材料（4人分）
豚こま切れ肉…300g
ピーマン（緑）…6個
ピーマン（赤）…3個
酒…小さじ1
片栗粉…大さじ1
A │ 黒酢…大さじ4
　　│ 砂糖…大さじ3
　　│ しょうゆ…大さじ2
　　│ 片栗粉…小さじ1
サラダ油…大さじ1

作り方 〔25分〕

1 豚肉は酒、片栗粉を加えてもみ込む。

2 ピーマンはそれぞれ乱切りにする。ボウルに**A**を混ぜておく。

3 フライパンにサラダ油を熱し、**1**を少量ずつ丸めて入れ、転がしながらカリッと焼く。ピーマンを加えて炒め、**A**を加えて全体にからめる。

227kcal　糖質17.8g　塩分1.4g

油の中でじっくり煮込んでしっとり仕上げる
豚肉のコンフィ

材料（4人分）
豚肩ロースかたまり肉
　　…400g
しょうがの薄切り（皮つき）
　　…小1片分
塩、こしょう…各適量
タイム…2〜3枝
サラダ油…1½〜3カップ
A │ リーフレタス、
　　│ ラディッシュの薄切り、
　　│ 粒マスタード…各適量

作り方 〔100分（おく、冷ます時間は除く）〕

1 豚肉は塩、こしょうをすり込んで30分ほどおき、ペーパータオルで押さえて表面の水けをふき取る。

2 鍋に**1**、タイム、しょうがを入れ、材料がかぶるまでサラダ油を注ぎ入れる。

3 **2**を火にかけ、100℃前後の温度がキープできるよう、弱火で1時間〜1時間半くらい煮て、そのまま冷ます。食べるときに**A**を添える。（林）

たんぱく質 **15.1**g

冷蔵 **2**週間
冷凍 **3**週間

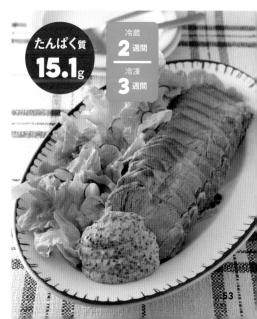

308kcal　糖質4.5g　塩分0.5g

豚肉 豚こま切れ肉

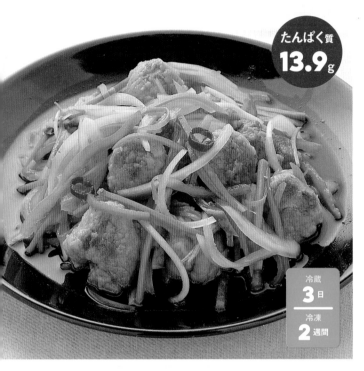

たんぱく質
13.9g

冷蔵
3日

冷凍
2週間

カリカリ豚こまに甘酢がしみておいしい
豚こまとたっぷり野菜の南蛮漬け

材料（4人分）

豚こま切れ肉 　…300g	**A**	めんつゆ（3倍濃縮）、 　水、酢…各½カップ
にんじん…½本		砂糖…小さじ2
玉ねぎ…½個		塩…小さじ½
ピーマン…2個		赤とうがらしの小口切り
塩、こしょう…各少々		…1本分
小麦粉…適量	サラダ油…大さじ1	

作り方　25分（漬ける時間は除く）

1 豚肉はひと口大に丸めて、塩、こしょう、小麦粉をふる。にんじん、玉ねぎ、ピーマンはせん切りにする。

2 バットに**A**を混ぜ合わせる。

3 サラダ油を熱したフライパンに**1**の野菜を入れて炒め、**2**に漬ける。同じフライパンで**1**の豚肉をこんがりと焼き、同様に**2**に漬けて30分ほどおく。

206kcal　糖質13.0g　塩分2.4g

中からチーズがとろけ出る
豚こまチーズボール

材料（4人分）
豚こま切れ肉…300g
ピザ用チーズ…90g
小麦粉…適量
サラダ油…大さじ1
A ｜ しょうゆ…大さじ2
　｜ 砂糖、酒…各大さじ1
サラダ菜…適量

作り方　25分

1 豚肉は16等分にし、チーズを等分に包んで丸め、小麦粉をまぶす。

2 フライパンにサラダ油を中火で熱し、**1**を転がしながら焼き色をつける。**A**を加えてふたをし、弱めの中火で3分ほど蒸し焼きにする。

3 ふたをはずして汁けがなくなるまで煮からめる。食べるときにサラダ菜を添える。

257kcal　糖質8.5g　塩分2.0g

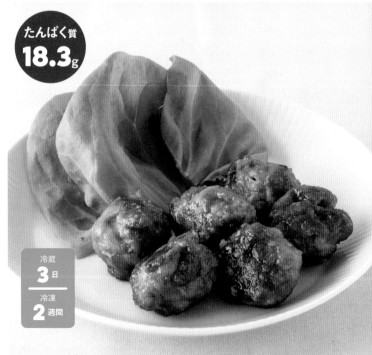

たんぱく質
18.3g

冷蔵
3日

冷凍
2週間

長いもの食感を楽しんで

豚こまと長いもの酢豚

たんぱく質 13.6g

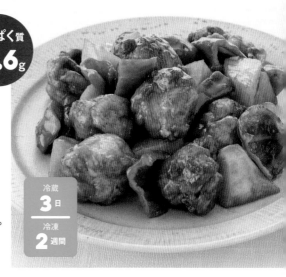

材料（4人分）
豚こま切れ肉…300g
ピーマン…2個
長いも…120g
塩、こしょう…各少々
片栗粉…大さじ1
A　黒酢…大さじ3
　　水、しょうゆ、
　　　トマトケチャップ
　　　…各大さじ1
　　砂糖…小さじ2
　　片栗粉…小さじ½
揚げ油…適量

作り方 25分
1. 豚肉はひと口大に丸めて塩、こしょうをふり、片栗粉をまぶす。ピーマン、長いもは乱切りにする。

2. 鍋にAを入れ、強火でとろみがつくまで混ぜる。

3. フライパンに揚げ油を1cm深さほど入れて中火で熱し、1を揚げ焼きにして油をきり、2に加えてからめる。

268kcal 糖質14.3g 塩分1.0g

冷蔵 **3**日 / 冷凍 **2**週間

たんぱく質 12.2g

粗く刻んだ豚こまでひき肉よりボリューミーに

豚こまれんこんバーグ

材料（4人分）
豚こま切れ肉…200g
れんこん…150g
A　溶き卵…1個分
　　しょうがのすりおろし
　　　…1片分
　　片栗粉、黒いりごま
　　　…各大さじ3
　　しょうゆ…大さじ1
　　塩…小さじ¼
　　こしょう…少々
サラダ油、酒…各大さじ1
青じそ…適量

作り方 20分
1. 豚肉、れんこんは粗く刻み、ボウルに入れる。

2. 1にAを加えてよく混ぜ、8等分にして小判形に成形する。

3. フライパンにサラダ油を熱し、2を両面焼く。酒を加えてふたをし、弱火で蒸し焼きにする。食べるときに青じそを敷いた上にのせる。

232kcal 糖質14.4g 塩分1.1g

冷蔵 **3**日 / 冷凍 **2**週間

お店の前菜がおうちで簡単に

ポークリエット

たんぱく質 19.7g

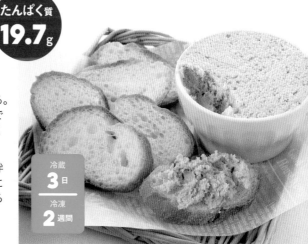

材料（4人分）
豚こま切れ肉…400g
玉ねぎ…½個
A　白ワイン、水
　　　…各1½カップ
　　塩、タイム（乾燥）
　　　…各小さじ1
　　粗びき黒こしょう
　　　…小さじ⅓
バゲット…適量

作り方 40分（冷やす時間は除く）
1. 玉ねぎは薄切りにする。

2. 鍋に1、Aを入れて火にかける。沸騰したら豚肉を加え、強火でアクを除きながら汁けが少なくなるまで煮て火からおろす。

3. 2をフードプロセッサーで撹拌してなめらかにし、保存容器に入れて冷蔵庫で冷やす。食べるときにバゲットを添える。

296kcal 糖質25.0g 塩分2.1g

冷蔵 **3**日 / 冷凍 **2**週間

豚肉 豚薄切り肉

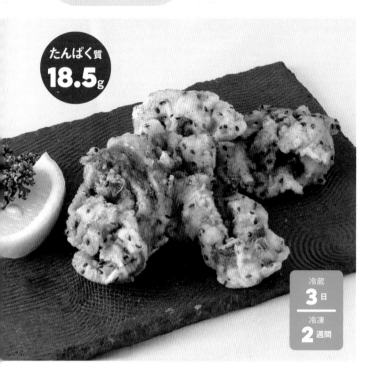

たんぱく質
18.5g

冷蔵
3日

冷凍
2週間

ごまの風味が揚げてさらに香ばしくなる

豚肉のごま天

材料（4人分）
豚もも薄切り肉…350g
A | しょうゆ、酒…各大さじ2
　　| しょうがの搾り汁…小さじ2
B | 小麦粉…1カップ
　　| 冷水…⅔カップ
　　| 黒いりごま…大さじ2
　　| 塩…小さじ¼
揚げ油…適量
パセリ、レモンのくし形切り…各適量

作り方 20分

1 豚肉に**A**をもみ込む。

2 ボウルに**B**を入れてざっくり混ぜる。

3 **1**を**2**にくぐらせて、170℃に熱した揚げ油でカラッと揚げる。食べるときにパセリ、レモンを添える。

407kcal　糖質26.2g　塩分1.7g

こってりだれでごはんがすすむ

豚肉のみそだれ焼き

材料（4人分）
豚ロース薄切り肉
　（しょうが焼き用）…12枚(240g)
塩…少々
A | 長ねぎのみじん切り…⅓本分
　　| みそ、みりん、酒…各大さじ2
　　| はちみつ…大さじ1
サラダ油…大さじ1
サラダ菜、ミニトマト…各適量

作り方 15分

1 豚肉は塩をふる。ボウルに**A**を合わせておく。

2 フライパンにサラダ油を熱し**1**の豚肉を両面こんがりと焼き、**A**を加えてからめる。食べるときにサラダ菜、ミニトマトを添える。

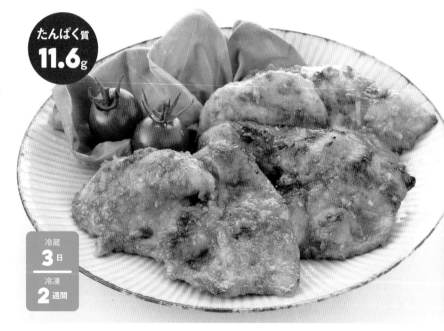

たんぱく質
11.6g

冷蔵
3日

冷凍
2週間

251kcal　糖質13.7g　塩分1.3g

青じそをはさんでさっぱりと風味よく

フライパンしそチーズカツ

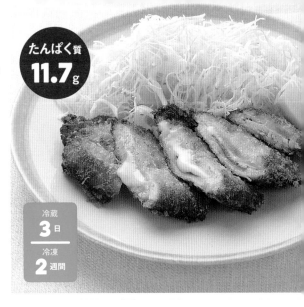

たんぱく質 11.7g

冷蔵 3日 / 冷凍 2週間

材料(4人分)
豚ロース薄切り肉
　…8枚(160g)
青じそ、スライスチーズ
　…各2枚
塩、こしょう、
　揚げ油…各適量
A 小麦粉、溶き卵、
　　　パン粉…各適量
キャベツのせん切り、
　レモンのくし形切り
　…各適量

作り方 25分

1 青じそ、スライスチーズは半分に切る。

2 豚肉は2枚1組にして1を等分にはさんで塩、こしょうをふり、Aを順につける。全部で4つ作る。

3 フライパンに多めの揚げ油を熱して2を揚げ焼きにする。食べるときにキャベツ、レモンを添える。

252kcal　糖質8.7g　塩分0.5g

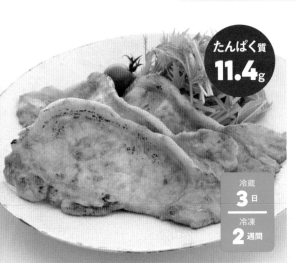

たんぱく質 11.4g

冷蔵 3日 / 冷凍 2週間

いつものしょうが焼きよりさっぱり食べられる

豚ロースのしょうが酢焼き

材料(4人分)
豚ロース薄切り肉(しょうが
　焼き用)…12枚(240g)
A しょうがのすりおろし
　　　…1片分
　　 しょうゆ…大さじ2½
　　 酒…大さじ2
片栗粉…大さじ2
B みりん…大さじ2½
　　 酢…大さじ2
サラダ油…大さじ1
水菜のざく切り、
　ミニトマト…各適量

作り方 20分

1 豚肉にAをもみ込み、汁けをぬぐって片栗粉をまぶす。

2 1で残った漬けだれに、Bを加えて合わせておく。

3 フライパンにサラダ油を熱して1を両面焼き、2を加えてからめる。食べるときに水菜、ミニトマトを添える。

247kcal　糖質13.2g　塩分1.7g

さっと炒めて野菜の食感を残して

豚肉とれんこんの バルサミコ炒め

たんぱく質 10.6g

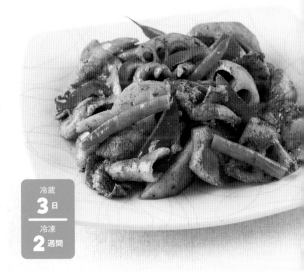

冷蔵 3日 / 冷凍 2週間

材料(4人分)
豚バラ薄切り肉
　…300g
れんこん…200g
パプリカ(赤)…¼個
さやいんげん…4本
サラダ油…小さじ1
A バルサミコ酢
　　　…大さじ5
　　 砂糖…大さじ1
　　 しょうゆ…大さじ1

作り方 20分

1 豚肉は食べやすい大きさに切る。れんこん、パプリカは乱切りにする。さやいんげんは3等分に切ってさっとゆでる。

2 フライパンにサラダ油を熱し、豚肉、れんこんを炒め、Aを加えて汁けがなくなるまで炒める。

3 さやいんげん、パプリカ、しょうゆを加えて炒め合わせる。

346kcal　糖質12.9g　塩分0.8g

豚肉 豚厚切り肉・豚かたまり肉

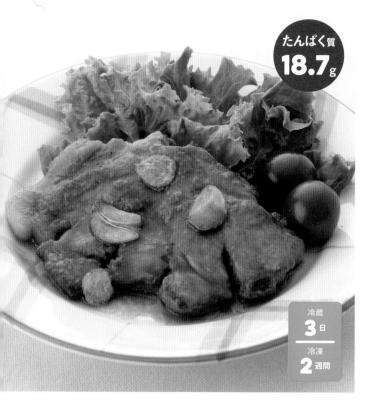

たんぱく質
18.7g

冷蔵
3日

冷凍
2週間

酢をたっぷり入れて食欲もアップ
さっぱりトンテキ

材料 (4人分)
豚ロース厚切り肉…4枚 (400g)
にんにくの薄切り…1片分
塩、こしょう…各少々
小麦粉…大さじ2
サラダ油…小さじ2
A│ しょうゆ、砂糖…各大さじ3
酢…大さじ4
グリーンリーフ、ミニトマト…各適量

作り方 `15分`

1 豚肉は深めに切り込みを入れて塩、こしょう
をふり、小麦粉をまぶす。

2 フライパンにサラダ油、にんにくを入れて弱
火にかけ、にんにくがきつね色になったら取
り出し、**1**の豚肉を入れて中火で両面を焼く。

3 肉に焼き色がついたら、**A**を加えてからめ、
最後に酢を加える。食べるときに**2**で取り出
したにんにくをのせ、グリーンリーフ、ミニ
トマトを添える。

335kcal　糖質16.7g　塩分2.1g

ケチャップをたっぷり使って
懐かしい洋食屋の味に
ポークチャップ

たんぱく質
18.4g

冷蔵
3日

冷凍
2週間

材料 (4人分)
豚ロース厚切り肉
…4枚 (400g)
玉ねぎ…1個
ブラウンマッシュルーム
…4個
塩、こしょう…各少々
小麦粉…適量
サラダ油…大さじ2
A│ トマトケチャップ
│ …大さじ5
│ 赤ワイン、
│ ウスターソース、
│ みりん…各大さじ2
クレソン、ミニトマト
…各適量

作り方 `20分`

1 豚肉は塩、こしょうをふり、小
麦粉をまぶす。玉ねぎ、マッシ
ュルームは薄切りにする。

2 フライパンにサラダ油大さじ1
を熱し、**1**の豚肉を両面焼いて
取り出す。

3 **2**のフライパンにサラダ油大さ
じ1を足して**1**の野菜を炒める。
Aを加えて煮立て、**2**を加えて
煮からめる。食べるときに、ク
レソン、ミニトマトを添える。

398kcal　糖質20.6g　塩分1.7g

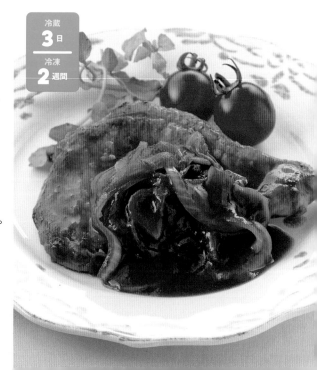

焼酎と黒砂糖でこっくりと
沖縄風角煮

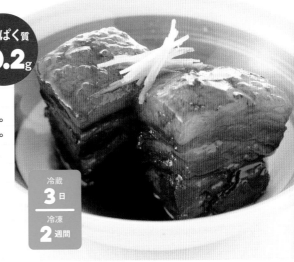

たんぱく質 20.2g

材料（4人分）
豚バラかたまり肉
　…600g
焼酎…¼カップ
A かつおだし汁
　　…3カップ
　焼酎…1カップ
　黒砂糖、しょうゆ
　…各大さじ4
針しょうが…適量

作り方 90分
1 豚肉は鍋に入れ、浸るくらいの水（分量外）と焼酎を入れて火にかける。沸騰したら弱火で1時間ほどゆでる。

2 1の豚肉を取り出して洗い、3～4cm角に切る。

3 鍋に**A**を入れ、**2**を戻し入れ、落としぶたをして汁が少なくなるまで煮る。食べるときに針しょうがをのせる。

冷蔵 **3**日 ／ 冷凍 **2**週間

654kcal　糖質7.7g　塩分2.1g

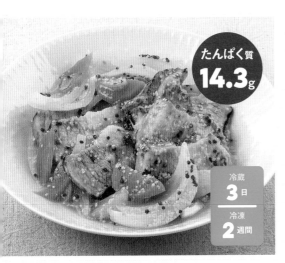

たんぱく質 14.3g

ワインにも合うボリュームたっぷりおかず
豚バラの粒マスタード煮込み

材料（4人分）
豚バラかたまり肉
　…400g
玉ねぎ…1個
にんじん…½本
A 砂糖…小さじ1
　塩…小さじ1弱
オリーブ油…大さじ1
白ワイン…1カップ
粒マスタード
　…大さじ4

作り方 45分
1 豚肉は厚切りにして**A**をすり込む。玉ねぎはくし形切りに、にんじんは3mm厚さの半月切りにする。

2 フライパンにオリーブ油を熱し、豚肉を入れて表面にこんがり焼き色をつける。肉を鍋に移し、白ワインを加えて煮立て、アルコール分をしっかりとばす。

3 **2**に**1**の野菜、粒マスタードを加えて煮立て、落としぶたをしてふたをし、弱火で30分ほど煮込む。

冷蔵 **3**日 ／ 冷凍 **2**週間

492kcal　糖質8.5g　塩分2.0g

紅茶の香りがほんのり香る、上品な一品
豚肉の紅茶煮

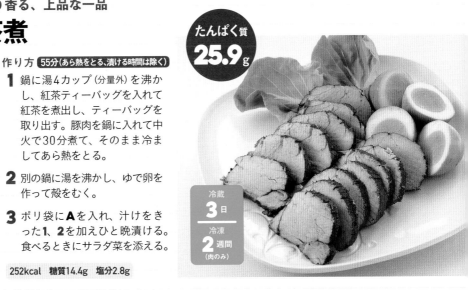

たんぱく質 25.9g

材料（4人分）
豚ヒレかたまり肉
　…400g
卵…4個
紅茶ティーバッグ…6個
A しょうゆ、みりん、
　酢…各½カップ
サラダ菜…適量

作り方 55分（あら熱をとる、漬ける時間は除く）
1 鍋に湯4カップ（分量外）を沸かし、紅茶ティーバッグを入れて紅茶を煮出し、ティーバッグを取り出す。豚肉を鍋に入れて中火で30分煮て、そのまま冷ましてあら熱をとる。

2 別の鍋に湯を沸かし、ゆで卵を作って殻をむく。

3 ポリ袋に**A**を入れ、汁けをきった**1**、**2**を加えひと晩漬ける。食べるときにサラダ菜を添える。

冷蔵 **3**日 ／ 冷凍 **2**週間（肉のみ）

252kcal　糖質14.4g　塩分2.8g

牛肉・ひき肉

牛肉はやわらかさが保てる、汁けが少しある炒めものや煮込み料理がおすすめ。作ったら早めに冷まして保存しましょう。ひき肉はしっかり味つけをして保存するのがコツ。

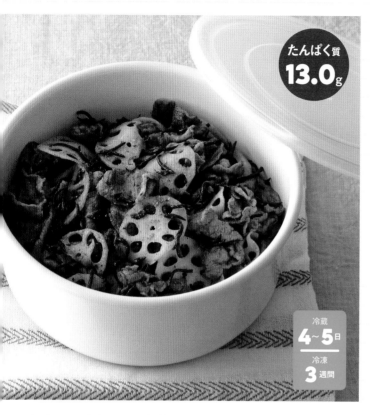

たんぱく質 13.0g

冷蔵 4〜5日
冷凍 3週間

ピリッとしびれる辛さがあとをひく
牛肉の山椒炒め

材料（4人分）
牛もも薄切り肉…300g
ひじき（乾燥）…15g
れんこん…150g
ごま油…大さじ1
A 酒…大さじ2
みりん、しょうゆ…各大さじ1
粉山椒…小さじ⅓

作り方 20分（もどす時間は除く）

1 牛肉はひと口大に切る。ひじきは水でもどす。れんこんは薄い輪切りにし、水洗いして水けをきる。

2 フライパンにごま油を中火で熱し、牛肉を炒める。火が通ったらひじき、れんこんを加えて炒める。

3 れんこんが透き通ったら**A**を順に加えて汁けがなくなるまで炒め、仕上げに粉山椒を加えて混ぜる。（検見﨑）

227kcal 糖質10.8g 塩分0.9g

手早く炒め合わせるのがコツ
チンジャオロースー

材料（4人分）
牛もも薄切り肉…250g
ピーマン…4個
たけのこ（水煮）…80g
にんにくのみじん切り
　…1片分
長ねぎのみじん切り
　…½本分
A しょうゆ、酒、片栗粉
　…各小さじ1
ごま油…大さじ1
B しょうゆ、
　オイスターソース
　…各大さじ1½
　砂糖、鶏ガラスープの
　素…各小さじ1

作り方 15分

1 牛肉は細切りにし、**A**をもみ込む。ピーマン、たけのこもそれぞれ細切りにする。

2 フライパンにごま油、にんにく、長ねぎを入れて弱火で熱し、香りが立ったら**1**の牛肉を加えて中火で炒める。

3 肉の色が変わったら**1**の野菜、**B**を加えて炒め合わせる。

193kcal 糖質9.3g 塩分2.0g

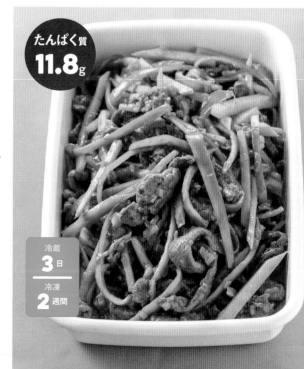

たんぱく質 11.8g

冷蔵 3日
冷凍 2週間

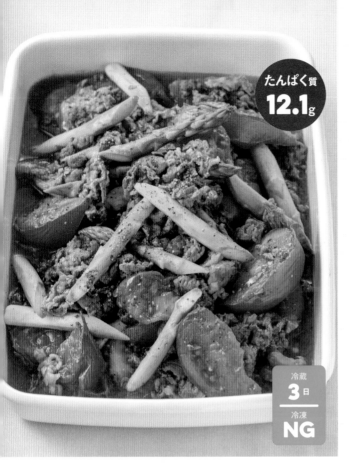

たんぱく質 **12.1**g

仕上げにかける黒こしょうがアクセント

牛肉と夏野菜の
さっぱり煮

材料（4人分）
牛ロース薄切り肉…300g
トマト…中4個
グリーンアスパラガス…8本
塩、こしょう…各少々
片栗粉、ごま油…各大さじ1

A｜酒…大さじ2
　｜しょうゆ…大さじ1
粗びき黒こしょう…少々

作り方 20分

1 牛肉は食べやすく切って塩、こしょうをふり、片栗粉をまぶす。トマトは8等分のくし形切りに、アスパラは根元のかたい部分の皮を除いて斜め切りにする。

2 フライパンにごま油を中火で熱し、**1**の牛肉を炒める。色が変わってきたら**1**の野菜を加えて手早く炒め合わせる。

3 **2**に**A**を加えて強火でからめて粗びき黒こしょうをふる。

冷蔵 **3**日／冷凍 **NG**

316kcal　糖質13.5g　塩分0.8g

かぶの葉は最後に加えて食感を残す

牛肉とかぶの
からし炒め煮

材料（4人分）
牛ロース薄切り肉…300g
かぶ（葉つき）…4個
にんじん…1本
塩、こしょう…各少々
サラダ油…大さじ1

A｜だし汁…2カップ
　｜薄口しょうゆ
　｜　…大さじ3
　｜砂糖…大さじ2
練りがらし…大さじ1

作り方 20分

1 牛肉はひと口大に切り、塩、こしょうをふる。かぶは4等分のくし形に切り、葉はざく切りにする。にんじんは乱切りにする。

2 鍋にサラダ油を中火で熱し、**1**の牛肉、にんじんを炒め、かぶ、**A**を加え、煮立ったらアクを除き、ふたをして野菜がやわらかくなるまで煮る。

3 **2**に練りがらし、かぶの葉を加えさっと火を通す。

319kcal　糖質15.0g　塩分2.4g

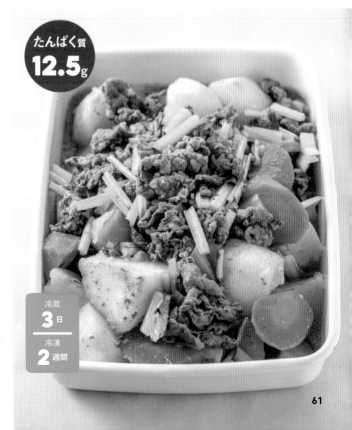

たんぱく質 **12.5**g

冷蔵 **3**日／冷凍 **2**週間

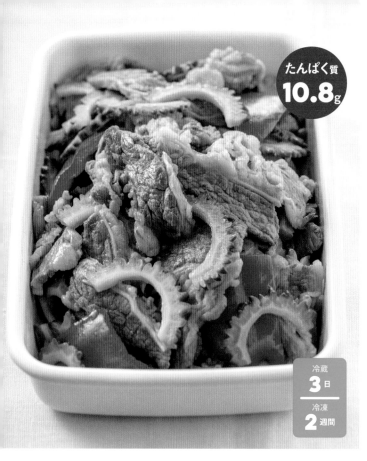

たんぱく質 **10.8**g

冷蔵 **3**日 / 冷凍 **2**週間

炒め油にラー油を使って刺激的に

牛肉とゴーヤの ラー油炒め

材料 (4人分)
牛カルビ肉 (焼き肉用)…350g
ゴーヤ…1本
パプリカ (赤)…1個
にんにくのみじん切り…1片分
しょうゆ、こしょう…各少々
ラー油…大さじ½
A 酒、しょうゆ…各大さじ1
　　 塩…小さじ⅓
　　 こしょう…少々

作り方 15分

1 牛肉はしょうゆ、こしょうで下味をつける。ゴーヤは縦半分に切って薄切りに、パプリカは乱切りにする。

2 フライパンにラー油、にんにくを入れて中火にかけ、香りが立ったら**1**の牛肉を炒める。肉の色が変わったら**1**の野菜を加えてさらに炒める。

3 野菜がしんなりしたら、**A**を順に加えて炒め合わせる。

375kcal　糖質4.0g　塩分1.3g

牛肉からもだしがじんわり

牛バラ肉の 和風ポトフ

たんぱく質 **10.5**g

材料 (4人分)
牛バラかたまり肉　　**A** ローリエ…1枚
　…300g　　　　　　 だし汁…5カップ
大根…⅓本　　　　　　 しょうゆ…大さじ2
にんじん…½本　　　　 塩…小さじ½
里いも…4個　　　　ゆずこしょう…適量
長ねぎ…1本

作り方 30分

1 牛肉はひと口大に切って熱湯を回しかける。大根、にんじん、里いもは乱切り、長ねぎは3cm長さに切る。

2 鍋に**A**を入れて煮立たせ、**1**の長ねぎ以外を加え、中火で肉がやわらかくなるまで煮る。

3 **2**に長ねぎを加えてさらに煮て、塩で味を調える。食べるときにゆずこしょうを添える。

348kcal　糖質11.5g　塩分2.6g

冷蔵 **3**日 / 冷凍 **NG**

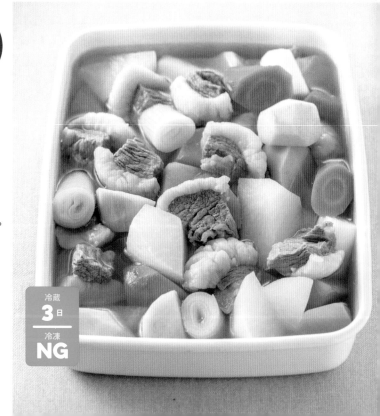

炒めたきゅうりが絶妙な食感

きゅうりの肉みそ炒め

たんぱく質
10.7g

材料（4人分）
豚ひき肉…200g
きゅうり…4本
長ねぎのみじん切り …⅓本分
しょうがのみじん切り…2片分
にんにくのみじん切り…1片分
ごま油…大さじ1
A 砂糖…大さじ3
　 八丁みそ、しょうゆ、
　 　酒…各大さじ2

作り方 15分
1 きゅうりは縞目に皮をむき、乱切り
　にする。Aは混ぜ合わせておく。

2 フライパンにごま油、長ねぎ、しょ
　うが、にんにくを入れて弱火で熱し、
　香りが立ったらひき肉を加え、中火
　にして肉の色が変わるまで炒める。

3 2に1のきゅうりを加えてさっと炒
　め、Aを加えて汁けをとばすように
　炒める。

216kcal 糖質12.6g 塩分2.3g

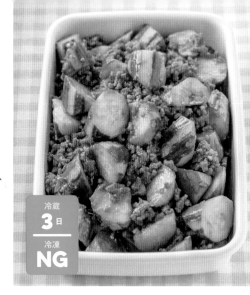

冷蔵
3日
冷凍
NG

薬味たっぷりのソースでいくら食べても飽きがこない

肉団子の薬味ごまマリネ

たんぱく質
20.4g

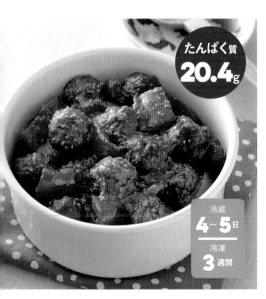

冷蔵
4~5日
冷凍
3週間

材料（4人分）
合いびき肉… 400g
パプリカ（赤）…1個
A にんにくのみじん切り…1片分
　 白すりごま…½カップ
　 しょうゆ…大さじ5
　 酢…大さじ4
　 しょうが のみじん切り、
　 　黒砂糖…各大さじ3
　 ごま油…大さじ2
　 豆板醤…大さじ1
B 酒、片栗粉…各大さじ2
　 オイスターソース…大さじ1
　 塩、こしょう…各適量
片栗粉、揚げ油…各適量

作り方 25分（あら熱をとる時間は除く）
1 パプリカはひと口大に切る。A
　は保存容器に合わせておく。

2 ボウルにひき肉、Bを入れてよ
　く練り混ぜ、ひと口大に丸め、
　片栗粉をまぶす。

3 180℃に熱した揚げ油で1のパ
　プリカを素揚げにしたあと、2
　をカラッと揚げ、熱いうちに
　Aに加えて味をなじませ、あら
　熱をとる。（林）

478kcal 糖質22.7g 塩分4.4g

白だしのシンプルな味がホッとする

和風ロールキャベツ

たんぱく質
12.1g

材料（4人分）
合いびき肉… 200g
キャベツ…8枚
玉ねぎのみじん切り …¼個分
塩、こしょう…各少々
A パン粉、牛乳
　 　…各大さじ4
溶き卵…1個分
小麦粉…少々
B 水…2½カップ
　 白だし…¼カップ

作り方 45分
1 キャベツはしんなりするまで熱湯でゆで、
　ざるにあげて冷ます。巻きやすいように芯
　のかたい部分はそぎ落とす。

2 ボウルにひき肉、塩、こしょうを入れてよ
　く練り混ぜ、合わせたA、玉ねぎ、溶き卵
　を加えてさらに混ぜ、8等分に丸める。

3 1を1枚ずつ広げて小麦粉をふり、2をの
　せて包み、つまようじでとめる。Bを煮立
　てた鍋に入れて、煮汁が半分ほどになるま
　で煮込む。

197kcal 糖質11.7g 塩分1.6g

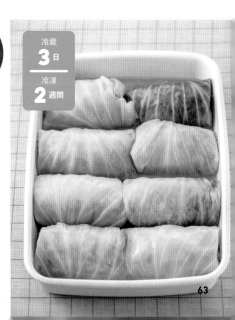

冷蔵
3日
冷凍
2週間

とうがらしのピリ辛をプラスしてパンチのある味わいに

牛肉とれんこんの甘辛炒め煮

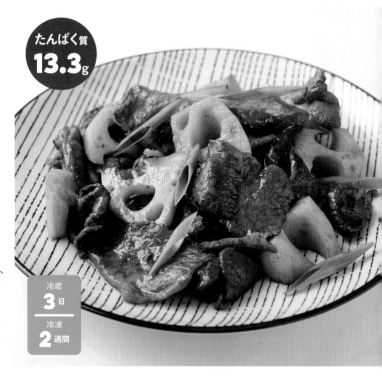

たんぱく質
13.3g

材料 (4人分)
牛こま切れ肉…300g
れんこん…1本
サラダ油…大さじ1½
赤とうがらし(種を除く)…1本
A | 水…1½カップ
　　| しょうゆ、みりん…各大さじ2½
　　| 酒…大さじ1
小ねぎの斜め切り…2本分

作り方 20分

1 れんこんは乱切りにする。

2 フライパンにサラダ油を熱し、赤とうがらし、牛肉を炒める。肉の色が変わったら、**1**を加え、さらに炒める。

3 **2**に**A**を加え、ふたをして中火でれんこんがやわらかくなるまで煮る。食べるときに小ねぎを散らす。

冷蔵
3日
──
冷凍
2週間

258kcal　糖質15.3g　塩分1.7g

とろみをつけると具材にたれがよくからむ

ピーマンと牛肉の黒酢炒め

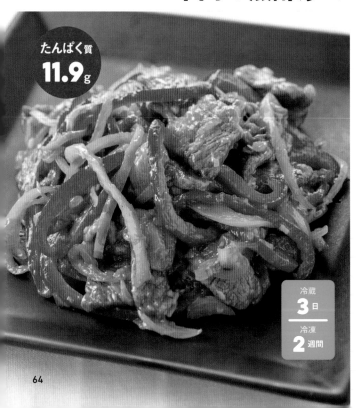

たんぱく質
11.9g

材料 (4人分)
牛肩ロース肉 (焼き肉用)
　　…300g
ピーマン…4個
パプリカ(赤)…1個
玉ねぎ…½個
しょうがのみじん切り、
にんにくのみじん切り
…各1片分

A | しょうゆ…大さじ1
　　| 酒、サラダ油、片栗粉
　　| 　…各小さじ4
　　| こしょう…少々
サラダ油…大さじ1
B | 黒酢、しょうゆ、
　　| 　みりん…各大さじ2
　　| 砂糖…大さじ1
水溶き片栗粉…大さじ1

作り方 15分

1 牛肉は**A**をよくもみ込む。ピーマン、パプリカ、玉ねぎはそれぞれ5mm幅に切る。

2 フライパンにサラダ油、しょうが、にんにくを入れて弱火にかけ、香りが立ったら**1**の野菜を加えて強火でさっと炒める。

3 **2**の野菜に油がまわったら**1**の牛肉を加えて炒める。肉の色が変わったら**B**を加えて炒め、水溶き片栗粉を加えてとろみをつける。

冷蔵
3日
──
冷凍
2週間

382kcal　糖質20.4g　塩分2.0g

油揚げがおいしいだしをたっぷり吸う

鶏ひき肉の信田煮

たんぱく質 **10.9**g

材料（4人分）
鶏ひき肉…200g
にんじん…½本
さやいんげん…8本
油揚げ…2枚
焼きのり（15cm角）…2枚
A 片栗粉…大さじ1
　 しょうゆ、しょうがの
　 　搾り汁…各小さじ1
B だし汁…1カップ
　 みりん…大さじ2
　 しょうゆ…大さじ1

作り方 45分

1 にんじんは1cm太さの棒状に切り、さやいんげんとともにかためにゆでる。ボウルにひき肉、Aを入れてよく練り混ぜる。

2 油揚げは油抜きをして、3辺の端を切って開く。肉だねの½量を広げてのせ、焼きのり1枚、1の野菜の½量を順にのせて巻き、つまようじでとめる。全部で2本作る。

3 鍋にBを煮立て、2を加えて落としぶたをして煮汁がなくなるまで煮る。

169kcal　糖質9.9g　塩分1.0g

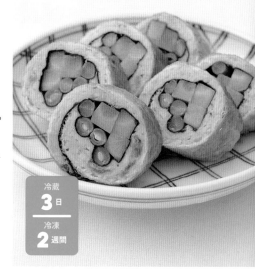

冷蔵 **3**日
冷凍 **2**週間

肉とトマトの旨みをギュッと凝縮した

チリコンカン

たんぱく質 **15.4**g

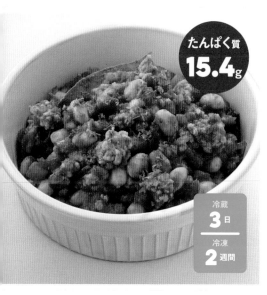

冷蔵 **3**日
冷凍 **2**週間

材料（4人分）
豚ひき肉…200g
玉ねぎのみじん切り…1個分
にんにくのみじん切り…2片分
サラダ油…大さじ1
A 大豆（水煮）…150g
　 カットトマト缶…2缶（800g）
　 トマトケチャップ…大さじ4
　 顆粒コンソメスープの素…大さじ1
　 塩…小さじ½
　 ローリエ…2枚
　 チリパウダー、こしょう…各少々
塩、こしょう…各少々
パセリのみじん切り…適量

作り方 25分

1 鍋にサラダ油を熱して玉ねぎ、にんにくを炒め、ひき肉を加えてさらに炒める。

2 肉の色が変わったらAを加え、中火で15分煮る。塩、こしょうで味を調え、パセリを散らす。

269kcal　糖質17.3g　塩分2.7g

辛くないマーボーなす風

なすとひき肉のみそ炒め

たんぱく質 **13.5**g

冷蔵 **3**日
冷凍 **2**週間

材料（4人分）
合いびき肉…300g
なす…6本
しょうがのみじん切り
　…1片分
A みそ、みりん…各大さじ2
　 酒、しょうゆ…各小さじ2
ごま油…大さじ1
水…¾カップ
水溶き片栗粉…大さじ1
小ねぎの斜め切り…適量

作り方 20分

1 なすは斜めに細かく切り込みを入れて乱切りにする。ボウルにAを混ぜ合わせておく。

2 フライパンにごま油を熱し、しょうが、ひき肉、1のなすを炒め合わせ、A、水を加えてさっと煮る。

3 2に水溶き片栗粉を加えてとろみをつけ、小ねぎを加えて混ぜ合わせる。

263kcal　糖質10.6g　塩分1.6g

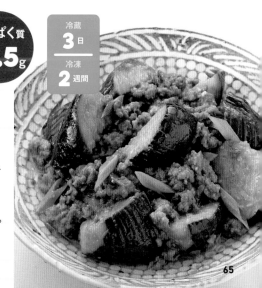

魚介

魚は調味料に漬けると味なじみがよくなります。白身魚は身がほぐれやすいので、粉をつけてから調理がおすすめ。えびやいかは、加熱時間を調整してかたくなるのを防いで。

チーズの塩けで味つけ簡単
さけとアスパラのチーズ焼き

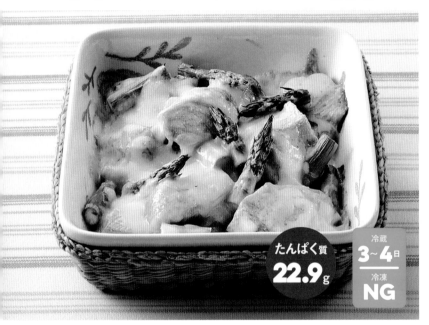

たんぱく質
22.9g

冷蔵
3〜4日
冷凍
NG

材料（4人分）
生ざけ…4切れ（400g）
グリーンアスパラガス…2束
塩、こしょう、サラダ油…各少々
ピザ用チーズ…60g

作り方 **20分**

1 さけは小さめのひと口大に切り、塩、こしょうをふる。アスパラは3〜4cm長さに切る。

2 耐熱容器にサラダ油を塗って**1**を入れ、オーブントースターで7〜8分焼き、ほぼ火が通ったらチーズを散らし、さらに3〜4分焼く。（検見﨑）

182kcal　糖質4.8g　塩分0.7g

レンチンでできるお手軽魚料理
さけのみそ粕漬け

たんぱく質
23.1g

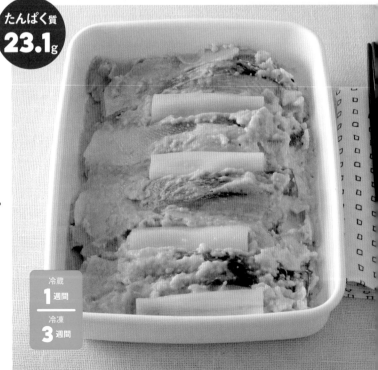

材料（4人分）
生ざけ…4切れ（400g）
長ねぎ…1本
酒…大さじ2

A 酒粕…200g
みそ…100g
みりん…大さじ1
塩…適量

作り方 **15分（なじませる時間は除く）**

1 長ねぎはぶつ切りにする。さけと長ねぎを耐熱容器に交互に並べて酒をふる。ふんわりとラップをして電子レンジで5分ほど加熱する。

2 ボウルに**A**、**1**の蒸し汁を入れてよく練り混ぜる。

3 保存容器の底面に**2**を適量ぬり、**1**を並べ入れて上に残りの**2**を塗る。冷蔵庫に入れて2時間ほどなじませる。（林）

206kcal　糖質12.3g　塩分1.5g

冷蔵
1週間
冷凍
3週間

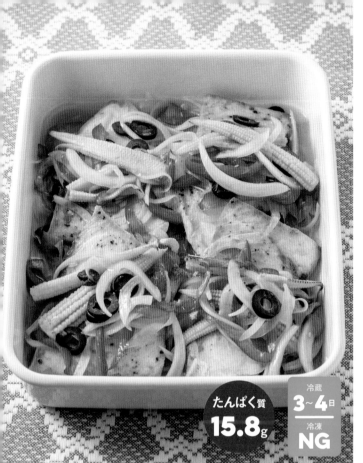

たんぱく質 **15.8**g

冷蔵 **3〜4**日

冷凍 **NG**

カレー風味が食欲をそそる
かじきのカレーマリネ

材料（4人分）
めかじき…4切れ (400g)
ヤングコーン…1パック (45g)
玉ねぎ、パプリカ (赤)…各½個
黒オリーブの輪切り…20g
塩…小さじ½
粗びき黒こしょう…少々
A ┃ オリーブ油…大さじ5
　　┃ 酢…大さじ1½
　　┃ カレー粉、塩…各小さじ½
　　┃ こしょう、しょうゆ…各少々
オリーブ油…大さじ½

作り方 **20分(なじませる時間は除く)**

1 めかじきは塩、粗びき黒こしょうをふり、半分に
切る。ヤングコーンは縦半分に切り、玉ねぎ、パ
プリカは薄切りにする。

2 バットに**A**を混ぜ、玉ねぎ、パプリカ、黒オリー
ブを加えてあえる。

3 フライパンにオリーブ油を中火で熱し、めかじき
を入れ、3分ほど焼いてこんがりとしたら裏返し、
ヤングコーンを加えて2分ほど焼く。熱いうちに
2に加え、15分以上おいてなじませる。(市瀬)

285kcal 糖質8.1g 塩分1.6g

豆板醤で辛みを効かせて
たらのチリソース炒め

材料（4人分）
生たら…4切れ (600g)
長ねぎのみじん切り…1本分
にんにくのみじん切り…1片分
塩、こしょう…各少々
片栗粉…適量
A ┃ トマトケチャップ…大さじ5
　　┃ 酒、砂糖、酢…各大さじ2
　　┃ 片栗粉…小さじ2
サラダ油、豆板醤…各小さじ2

作り方 **15分**

1 たらはひと口大に切り、塩、こしょうをして片栗
粉をまぶす。**A**は混ぜ合わせておく。

2 フライパンにサラダ油を中火で熱し、長ねぎ、に
んにく、豆板醤を炒める。香りが立ったら、**1**の
たらを加えて炒め、**A**を加えて炒め合わせる。

207kcal 糖質21.6g 塩分1.8g

たんぱく質 **22.0**g

冷蔵 **3**日

冷凍 **2**週間

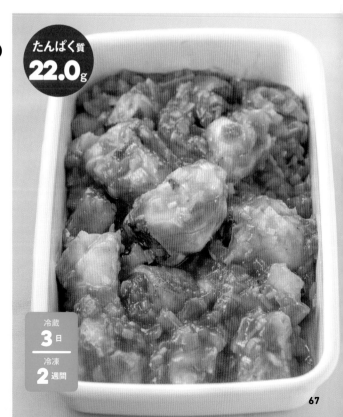

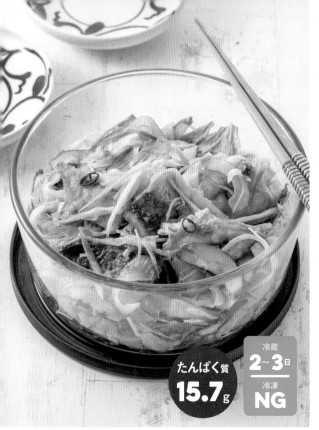

野菜もたっぷり味わえる

あじと香り野菜の焼き南蛮

材料(4人分)
あじ(三枚おろし)
　…5尾分(正味350g)
セロリ…2本(200g)
セロリの葉…20g
きゅうり…1本
みょうが…2個
しょうが…2片
A　水…大さじ4
　　しょうゆ、酢
　　　…各大さじ2
　　砂糖…大さじ1
　　赤とうがらしの
　　　小口切り…1本分
サラダ油…大さじ2
片栗粉…適量

たんぱく質 **15.7**g

冷蔵 **2~3**日
冷凍 **NG**

作り方 15分(なじませる時間は除く)

1 あじは小骨を除き、半分の長さに切る。セロリは斜め薄切り、葉はざく切りにする。きゅうりは縦半分に切って斜め薄切り、みょうが、しょうがはせん切りにする。

2 バットに**A**を混ぜ、**1**の野菜を加えて混ぜる。

3 フライパンにサラダ油を中火で熱し、あじに片栗粉を薄くまぶして入れる。ときどき返しながら4分ほど焼き、油をきる。熱いうちに**2**に加えてあえ、15分以上おいてなじませる。(市瀬)

195kcal　糖質9.7g　塩分1.6g

えびの旨みがトマトソースに溶け出す

えびと彩り野菜のトマト煮

たんぱく質 **16.0**g

材料(4人分)
無頭えび(殻つき)
　…20尾(400g)
パプリカ(赤・黄)…各1個
ズッキーニ、なす…各1本
にんにくのみじん切り
　…1片分
オリーブ油…大さじ2½
ホールトマト缶
　…2缶(800g)
薄口しょうゆ…大さじ1
塩、こしょう…各適量
イタリアンパセリ…適量

作り方 40分

1 えびは殻をむいてあれば背ワタを除く。パプリカは2cm角に、ズッキーニ、なすは1cm厚さの輪切りにする。

2 フライパンににんにく、オリーブ油を入れて火にかけ、にんにくが色づいたらホールトマトをつぶし入れ、缶汁も加えて中火で煮立て、4~5分煮る。

3 **2**に**1**の野菜を加えてふたをして15~20分煮る。**1**のえび、しょうゆを加えて5分ほど煮たら、塩、こしょうで味を調え、食べるときにイタリアンパセリを散らす。(林)

冷蔵 **4~5**日
冷凍 **2**週間

218kcal　糖質16.4g　塩分1.3g

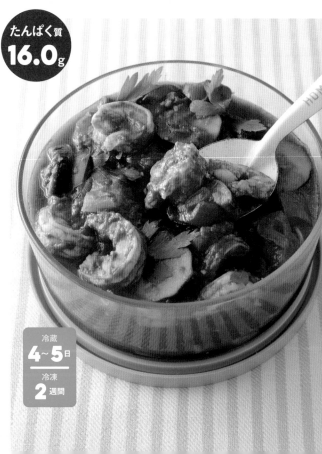

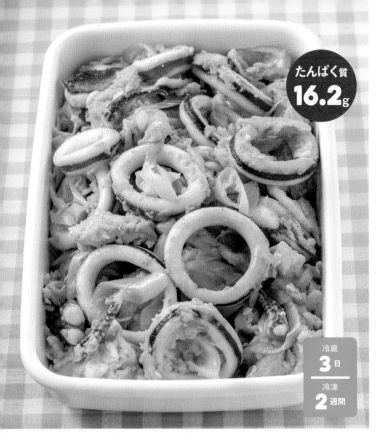

たんぱく質 **16.2**g

たっぷり卵でまろやかな味わいに
いかと卵の中華炒め

材料（4人分）
するめいか…2はい（400g）
長ねぎ…1本
にんにくのみじん切り…1片分
ごま油…大さじ½
サラダ油…大さじ1
A 溶き卵…4個分
　　薄口しょうゆ…大さじ1
　　酒、塩…各小さじ1

作り方 20分

1 いかは下処理をして、胴は輪切りに、足は食べやすく切る。長ねぎは斜め薄切りにする。

2 フライパンにごま油、サラダ油、にんにくを入れて弱火にかけ、香りが立ったら**1**を加えて炒める。

3 **2**に混ぜ合わせた**A**を加えて大きく混ぜるように炒める。

冷蔵 **3**日
冷凍 **2**週間

192kcal　糖質7.8g　塩分2.8g

魚介の旨みとホットな味わいが絶妙
シーフードミックスと パプリカのピリ辛炒め

材料（4人分）
シーフードミックス（冷凍）…300g
パプリカ（赤・黄）…各1個
しょうがのみじん切り…1片分
ごま油…大さじ½
A オイスターソース…大さじ2
　　酒…大さじ1
　　砂糖…小さじ1
　　豆板醤…小さじ½

作り方 15分

1 シーフードミックスは、熱湯を回しかけて半解凍にし、水けをきる。パプリカは乱切りにする。

2 フライパンにごま油、しょうがを入れて中火で熱し、香りが立ったら**1**を加えて炒める。

3 パプリカがしんなりしたら、**A**を加えてさっと炒め合わせる。

118kcal　糖質10.8g　塩分1.6g

たんぱく質 **12.5**g

冷蔵 **3**日
冷凍 **NG**

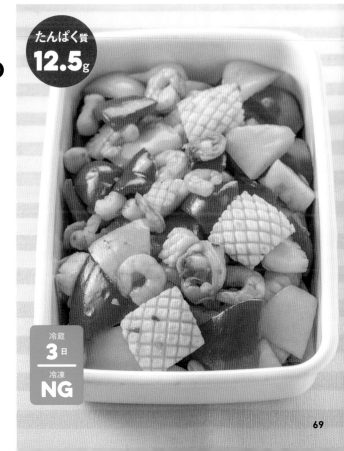

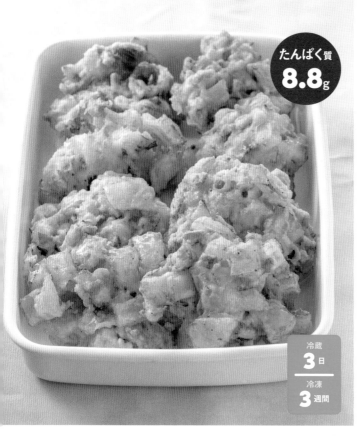

青じそがたっぷり入って
さっぱり味わえる

玉ねぎとツナの
かき揚げ

材料（4人分）

ツナ缶（水煮）
…大1缶（140g）
玉ねぎ…1½個
青じそ…10枚
揚げ油…適量

A ┃ 溶き卵…1個分
┃ 水…¾カップ
┃ 塩…小さじ1
小麦粉…1カップ

作り方 `25分`

1 ツナ缶は缶汁をきっておく。玉ねぎは1.5cm角に切り、青じそは粗みじん切りにする。ボウルに入れて混ぜ合わせ、小麦粉少々（分量外）をまぶす。

2 別のボウルに**A**を入れて混ぜ合わせ、小麦粉を加えてさっくりと混ぜる。**1**を加えてさらにさっくりと混ぜる。

3 170℃に熱した揚げ油で、**2**を⅛量ずつすくい入れ、カラッと揚げる。全部で8個作る。

569kcal 糖質28.0g 塩分1.7g

缶詰で手軽に作れる

揚げさば団子

材料（4人分）

さば缶（水煮）**…1缶**（150g）

A ┃ 長ねぎのみじん切り…1本分
┃ しょうがのみじん切り…1片分
┃ 溶き卵…½個分
┃ 片栗粉…大さじ1
┃ 塩、こしょう…各少々
揚げ油…適量
大根おろし、しょうゆ…各適量

作り方 `25分`

1 ボウルに缶汁をきったさば缶、**A**を混ぜ合わせ、ひと口大に丸める。

2 170℃に熱した揚げ油で**1**をカラッと揚げる。食べるときに大根おろしをのせ、しょうゆをかける。

145kcal 糖質6.8g 塩分1.1g

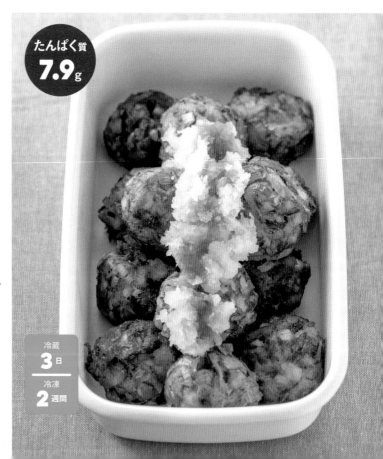

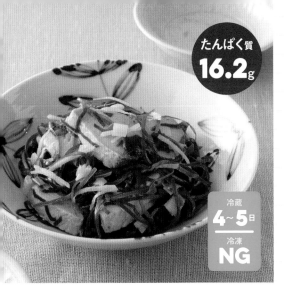

たんぱく質 **16.2g**

しょうがをたっぷり入れてさっぱりと

かつおと昆布のしょうが煮

冷蔵 **4〜5日** 冷凍 **NG**

材料 (4人分)
かつお (刺し身用さく)
　…300g
切り昆布 (生)…150g
しょうが…20g
長ねぎ…½本
オリーブ油…大さじ1
A | 湯…½カップ
　　酒…大さじ2
　　しょうゆ…小さじ2
　　塩…小さじ¼
　　こしょう…少々

作り方 20分

1 昆布は食べやすい長さに切る。しょうがは細切り、長ねぎは縦4つ割りにしてから5mm幅に切る。

2 かつおは1cm幅に切り、オリーブ油を中火で熱したフライパンで焼きつける。途中裏返して、表面の色が変わったら1を加え軽く炒める。

3 全体に油がなじんだら、**A**を順に加えて落としぶたをし、ほぼ汁がなくなるまで7〜8分煮る。(検見﨑)

138kcal　糖質5.7g　塩分1.2g

カラフルな野菜あんが見た目にも楽しい

焼きあじの中華あんかけ

たんぱく質 **14.0g**

冷蔵 **3〜4日** 冷凍 **NG**

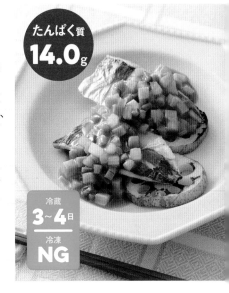

材料 (4人分)
あじ (三枚おろし)…**4尾分**
れんこん…1節
にんじん、セロリ…各1本
にんにくの芽…1束
塩…適量
ごま油…大さじ1
A | 鶏ガラスープ…2カップ
　　オイスターソース、
　　　しょうゆ、
　　　コーンスターチ
　　　(または片栗粉)…各大さじ1

作り方 30分 (おく時間は除く)

1 あじは小骨を抜き、腹骨をすき取る。軽く塩をふってしばらくおき、ペーパータオルで水けをふき取る。れんこんは皮つきのまま1cm厚さに切る。にんじん、セロリは7〜8mm角のあられ切りにする。にんにくの芽は7〜8mm幅に切る。

2 フライパンにごま油を入れて熱し、にんじん、セロリ、にんにくの芽を入れて炒め合わせる。野菜がしんなりしたら**A**を加えて煮立て、とろみをつける。

3 1のあじ、れんこんを魚焼きグリルで焼き、2をかける。(林)

181kcal　糖質15.2g　塩分1.8g

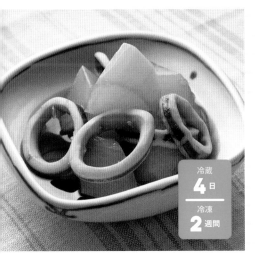

たれに漬けておくから味がしみしみ

いかと大根の煮もの

たんぱく質 **11.7g**

冷蔵 **4日** 冷凍 **2週間**

材料 (4人分)
するめいか (胴)
　…2はい分 (正味300g)
大根…15cm
A | しょうゆ、みりん、
　　酒…各⅓カップ
B | 水…2½カップ
　　しょうゆ、みりん
　　…各大さじ2

作り方 35分 (漬ける時間は除く)

1 保存容器に**A**を合わせ、下処理したいかを入れ、全体に調味料がいきわたるようにペーパータオルをかぶせ、半日以上漬ける。

2 大根は食べやすい大きさの乱切りにし、5分ほど下ゆでをする。1のいかは輪切りにする。

3 鍋に1の漬け汁、**B**、大根を入れて火にかけ、煮立ったらアクを除き、大根が煮えるまで弱火で煮る。さらに2のいかを加え、いかに火が通るまで煮る。

153kcal　糖質18.2g　塩分3.3g

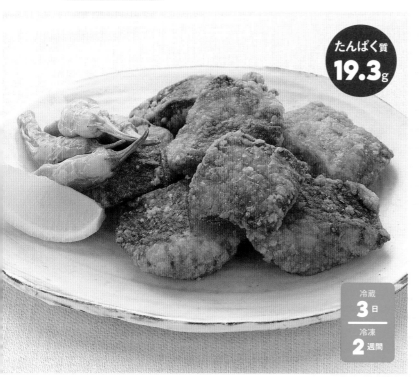

たんぱく質 19.3g

冷蔵 **3**日
冷凍 **2**週間

短時間の漬け込みで
味がバッチリきまる
さけの竜田揚げ

材料（4人分）
生ざけ…4切れ（400g）
ししとう…8本
A | しょうゆ、酒…各大さじ2
にんにくのすりおろし
…小さじ½
片栗粉、揚げ油…各適量
レモンのくし形切り…適量

作り方 25分

1 さけは4等分に切って水けをふ
き、**A**をもみ込んで10分ほど
漬ける。ししとうはつまようじ
で数か所穴を開ける。

2 1のさけの漬け汁をぬぐって片
栗粉をまぶし、ししとうととも
に170℃の揚げ油でカラッと
揚げる。食べるときにレモンを
添える。

226kcal 糖質10.7g 塩分0.9g

レモンたっぷりでさっぱりとした味わい
さけの
レモン焼き漬け

材料（4人分）

生ざけ | **A** | 酒…大さじ4
…4切れ（400g） | | しょうゆ…大さじ3
レモン…½個 | | みりん…大さじ2
塩、酒…各少々 | 大根おろし…適量

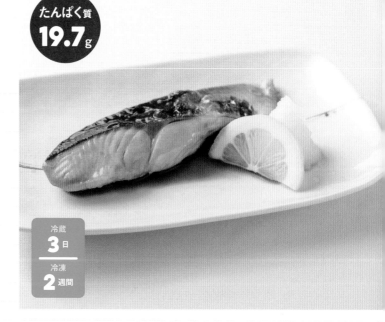

たんぱく質 19.7g

冷蔵 **3**日
冷凍 **2**週間

作り方 25分（漬ける時間は除く）

1 さけは塩、酒をふり、水けをふく。レモンは
薄い半月切りを4枚作り、残りは搾る。

2 鍋に**A**を煮立て、1のレモン汁を加えてバッ
トに移す。

3 1のさけを魚焼きグリルで焼き、熱いうちに
2に漬け込み、途中上下を返しながら30分
以上漬ける。食べるときに大根おろし、レモ
ンの半月切りを添える。

165kcal 糖質8.8g 塩分1.7g

ピーマンで色鮮やかに仕上げる
かじきの中華ソテー

たんぱく質 16.3g

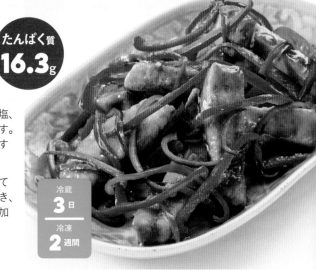

材料 (4人分)
めかじき…4切れ (400g)
ピーマン (緑・赤)
　…各2個
塩、こしょう、小麦粉
　…各少々
A みりん、酒、酢、
　しょうゆ
　　…各大さじ2
　オイスターソース
　　…大さじ1
サラダ油…大さじ1

作り方 20分

1 めかじきは2cm幅に切り、塩、こしょう、小麦粉を順にまぶす。ピーマンはそれぞれ細切りにする。**A**は混ぜ合わせておく。

2 フライパンにサラダ油を熱して**1**のめかじきを両面色よく焼き、ピーマンを加えて炒め、**A**を加えて炒め合わせる。

冷蔵 **3**日
冷凍 **2**週間

221kcal　糖質12.6g　塩分2.1g

たんぱく質 17.8g

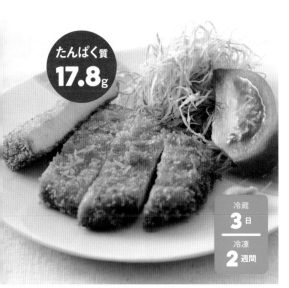

しょうがの風味であっさり食べられる
かじきの和風カツレツ

材料 (4人分)
めかじき…4切れ (400g)
A しょうゆ…大さじ4
　しょうがのすりおろし
　　…小さじ2
B 小麦粉、溶き卵、パン粉
　　…各適量
揚げ油…適量
キャベツのせん切り、
　トマトのくし形切り、
　練りがらし…各適量

作り方 15分 (漬ける時間は除く)

1 バットに**A**を混ぜ合わせ、めかじきを加えて30分ほど漬ける。

2 **1**の汁けをペーパータオルでふき、**B**を順につけ、180℃に熱した揚げ油で返しながら1〜2分揚げる。食べるときに、キャベツ、トマト、練りがらしを添える。

冷蔵 **3**日
冷凍 **2**週間

287kcal　糖質13.6g　塩分1.6g

スパイシーな味が食欲そそる
さばのカレー風味揚げ

たんぱく質 11.4g

材料 (4人分)
さば (半身)…2枚 (500g)
酒…大さじ1
A 片栗粉…25g
　カレー粉…大さじ1
　塩…小さじ1/3
揚げ油…適量
サラダ菜、ミニトマト
　…各適量

作り方 25分

1 さばは小骨を除き、2cm幅のそぎ切りにして酒をまぶす。

2 ポリ袋に**A**を入れて混ぜ合わせ、水けをふいた**1**を加えて全体にまぶしつける。

3 160℃に熱した揚げ油に**2**を入れてカラッと揚げる。食べるときにサラダ菜、ミニトマトを添える。

191kcal　糖質10.0g　塩分0.7g

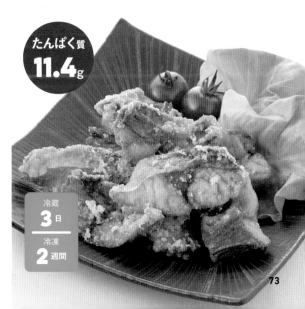

冷蔵 **3**日
冷凍 **2**週間

魚介 えび・いか・たこ

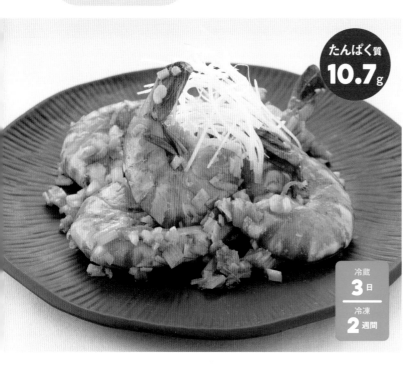

たんぱく質
10.7g

冷蔵 **3**日 / 冷凍 **2**週間

殻まで風味よく食べられる
えびの香味炒め

材料 (4人分)
無頭えび (殻つき)…300g
ごま油…大さじ1
A 長ねぎの粗みじん切り…⅔本分
しょうがのみじん切り、
にんにくのみじん切り…各2片分
B 酒、しょうゆ…各大さじ2
こしょう…少々
白髪ねぎ…適量

作り方 **15分**
1 えびは殻つきのまま、あれば背ワタを除く。
2 フライパンにごま油、**A**を入れて弱火にかけ、香りが立ったら**1**を加えて中火で両面に焼き色をつける。
3 **B**を加えて炒め合わせる。食べるときに白髪ねぎを添える。

109kcal 糖質6.2g 塩分1.5g

ミントで香り高くさわやかな味に
いかのハーブマリネ

材料 (4人分)
するめいか…2はい (400g)
パプリカ (赤・黄)…各½個
A ミントの葉のみじん切り…20枚分
赤とうがらしの小口切り…1本分
レモン汁、オリーブ油…各大さじ4
砂糖…小さじ2
塩…小さじ⅓
ミントの葉…適量

作り方 **15分(漬ける時間は除く)**
1 いかは下処理して皮をむき、胴は格子に切り込みを入れてひと口大に切り、足は食べやすく切る。パプリカは乱切りにする。
2 保存容器に**A**を混ぜ合わせ、**1**のパプリカを漬ける。
3 **1**のいかをさっとゆでて水けをきり、**2**に加えて冷蔵庫で1時間ほど漬ける。食べるときにミントを散らす。

196kcal 糖質7.2g 塩分0.8g

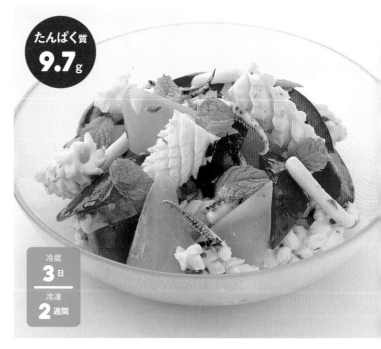

たんぱく質
9.7g

冷蔵 **3**日 / 冷凍 **2**週間

にんにく入りで香ばしい辛みがクセになる

たことブロッコリーの豆板醤炒め

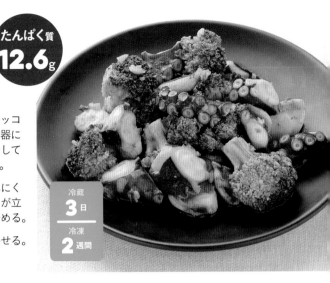

たんぱく質 **12.6**g

冷蔵 **3**日
冷凍 **2**週間

材料（4人分）
ゆでだこ…300g
ブロッコリー…½株
にんにくのみじん切り
　…1片分
ごま油…大さじ1
A 酒…大さじ½
　　豆板醤、砂糖
　　　…各小さじ2
　　しょうゆ…小さじ1

作り方 15分

1. たこは乱切りにする。ブロッコリーは小房に分けて耐熱容器に入れ、ふんわりとラップをして電子レンジで2分加熱する。

2. フライパンにごま油、にんにくを入れて弱火にかけ、香りが立ったら**1**を加えて中火で炒める。

3. **A**を加え、さっと炒め合わせる。

120kcal　糖質8.2g　塩分1.2g

たんぱく質 **12.5**g

たこ焼き風な味わいでおつまみにもおすすめ

たこ天

冷蔵 **3**日
冷凍 **2**週間

材料（4人分）
ゆでだこ（足）…200g
小麦粉…大さじ½
A 小ねぎの小口切り
　　　…1本分
　　溶き卵…2個分
　　小麦粉…70g
　　紅しょうが…20g
　　山いものすりおろし、
　　　水…各大さじ2
揚げ油…適量
塩、青のり…各適量

作り方 15分

1. たこは乱切りにし、小麦粉を全体にまぶす。

2. ボウルに**A**を混ぜ合わせる。

3. **1**に**2**をからめてスプーンでひと口大にすくい、170℃に熱した揚げ油でカラッと揚げる。食べるときに塩、青のりをふる。

225kcal　糖質19.9g　塩分0.9g

具材がごろごろ入っておいしい

海鮮キムチチヂミ

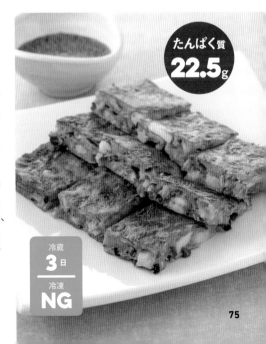

たんぱく質 **22.5**g

材料（4人分）
シーフードミックス
　（冷凍）…400g
白菜キムチ…150g
にら…½束
A 溶き卵…2個分
　　小麦粉…120g
　　片栗粉…60g
　　水…½カップ
　　鶏ガラスープの素
　　　…小さじ2
ごま油…大さじ2
B しょうゆ…大さじ2
　　酢…大さじ1
　　白いりごま…小さじ1

作り方 25分（解凍する時間は除く）

1. シーフードミックスは解凍して、水けをふく。キムチは粗みじん切りに、にらは3cm長さに切る。

2. ボウルに**A**を混ぜ合わせ、**1**を加えてさっくりと混ぜる。

3. フライパンに½量のごま油を中火で熱し、½量の**2**を流し入れて焼く。こんがりと焼き色がついたら裏返して、焼き色がつくまで焼く。同様にしてもう1枚を焼き、全部で2枚作る。食べるときに合わせた**B**を添える。

373kcal　糖質43.4g　塩分3.9g

冷蔵 **3**日
冷凍 **NG**

卵

卵の作りおきは、十分に火を通すことが鉄則。ゆで卵など、黄身と白身が混ざっていない料理は、冷凍保存にはあまりおすすめできません。

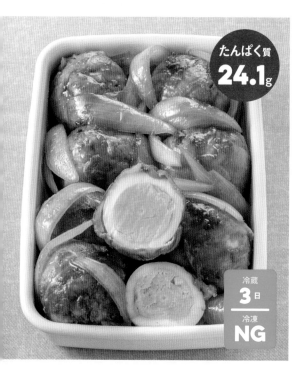

たんぱく質
24.1g

冷蔵 **3**日
冷凍 **NG**

豚肉で巻いてボリュームアップ
肉巻き卵の
しょうが焼き

材料(4人分)
卵…8個
豚こま切れ肉…250g
玉ねぎ…1個
小麦粉…適量
ごま油…大さじ1
A しょうがのすりおろし
　　…1片分
　　しょうゆ、酒、みりん
　　…各大さじ2
　　砂糖…大さじ1
　　酢…小さじ1

作り方 35分

1 ゆで卵を作る。殻をむき、小麦粉をまぶして豚肉で全体を包み、もう一度小麦粉をまぶす。全部で8個作る。

2 玉ねぎはくし形切りにする。

3 フライパンにごま油を熱し、**2**を入れて炒める。玉ねぎがしんなりしたら、**1**を加える。転がしながら焼き色をつけ、**A**を加えてからめる。

361kcal　糖質19.0g　塩分1.7g

ほったらかしで見栄えする料理が完成
ミニトマトのキッシュ

たんぱく質
9.5g

材料(4人分)
卵…3個
ミニトマト…8個
玉ねぎ…1個
バジルの葉…3枚
バター…10g
A ピザ用チーズ…60g
　　生クリーム
　　…1½カップ
　　塩…小さじ½
　　こしょう…少々

作り方 50分

1 ミニトマトは半分に切り、玉ねぎは薄切りに、バジルの葉はちぎる。

2 フライパンにバターを溶かし、**1**の玉ねぎを入れて透明になるまで炒める。

3 ボウルに卵を割りほぐし、**2**、**A**を加えて混ぜる。耐熱容器に流し入れ、**1**のミニトマト、バジルをのせて、190℃に予熱したオーブンで35分ほど焼く。

冷蔵 **3**日
冷凍 **2**週間

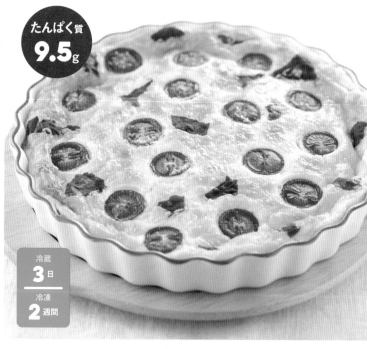

413kcal　糖質13.2g　塩分1.4g

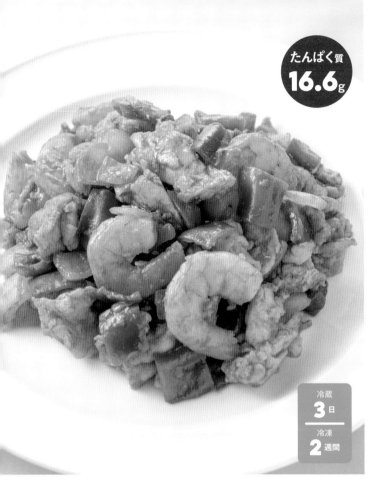

たんぱく質 **16.6**g

ウスターソースでコクをプラス

卵とえびの ケチャップ炒め

材料（4人分）

卵…5個
むきえび…15尾
ピーマン…3個
玉ねぎ…1個
塩、こしょう…各少々

サラダ油…大さじ2
酒…大さじ2
A | トマトケチャップ
　　　…大さじ4
　　 | ウスターソース
　　　…大さじ3

作り方 20分

1 卵は割りほぐし、塩、こしょうをふる。えびはあれば背ワタを除く。ピーマン、玉ねぎは1.5cm角に切る。

2 フライパンに½量のサラダ油を中火で熱し、**1**のえび、玉ねぎを入れて炒める。えびの色が変わったらピーマンを加えて炒め、酒を回し入れてさっと炒め、取り出す。

3 **2**のフライパンの油をペーパータオルでさっとふき取り、残りのサラダ油、**1**の卵液を流し入れ、菜箸で混ぜながら炒める。半熟状になったら**2**を戻し入れて、**A**を加えて炒める。

冷蔵 **3** 日 / 冷凍 **2** 週間

259kcal　糖質16.1g　塩分2.2g

材料（4人分）

卵…4個
小ねぎの小口切り…½束分
桜えび…20g
A | だし汁、しょうゆ…各大さじ1
　　 | 塩…少々
サラダ油…適量

作り方 20分

1 ボウルに卵を割りほぐし、小ねぎ、桜えび、**A**を混ぜ合わせる。

2 卵焼き器にサラダ油を薄くひいて¼量の**1**を入れ、半熟状になったら手前に巻く。

3 **2**を奥側に寄せ、残りの卵液の⅓量を流し入れて同様に巻き、取り出す。残りも同様に焼き、全部で2本作る。

119kcal　糖質3.7g　塩分1.1g

変わりだねの卵焼きでマンネリ打破

ねぎと桜えびの卵焼き

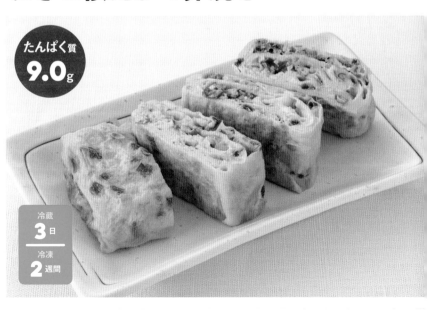

たんぱく質 **9.0**g

冷蔵 **3** 日 / 冷凍 **2** 週間

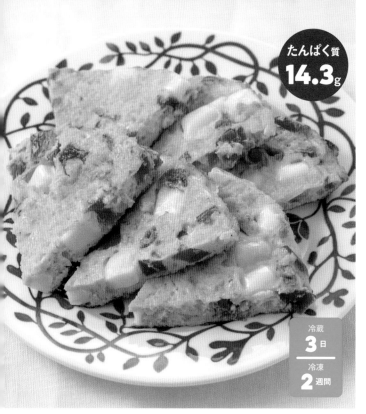

たんぱく質
14.3g

トマトの酸味とチーズのコクがマッチ
トマトとチーズの
オムレツ

材料(4人分)
卵…6個
トマト…小2個
プロセスチーズ…80g
玉ねぎのみじん切り…¼個分
A | 牛乳…大さじ2
　| 塩…小さじ¼
　| こしょう…少々
オリーブ油…大さじ2

作り方 25分

1 トマト、チーズは1cm角に切る。

2 ボウルに卵を割りほぐし、1、玉ねぎ、**A**を
加えて混ぜ合わせる。

3 フライパンに½量のオリーブ油を中火で熱し、
½量の**2**を流し入れて混ぜ、ふたをして弱
火にし、表面が乾いたら裏返して両面焼く。
同様にもう1枚焼き、全部で2枚作る。

冷蔵
3日
冷凍
2週間

203kcal　糖質6.5g　塩分1.3g

パン粉の代わりにごまを使って
風味よく仕上げる
うずらの
ごまスコッチエッグ

材料(4人分)
うずらの卵(水煮)**…16個**
豚ひき肉…300g
A | 玉ねぎのみじん切り…¼個分
　| 溶き卵…1個分
　| 塩、こしょう…各少々
B | 小麦粉、溶き卵、白いりごま…各適量
揚げ油…適量
グリーンリーフ、レモンのくし形切り、
　トマトケチャップ…各適量

作り方 25分

1 ボウルにひき肉、**A**を入れてよく練り混ぜ、
16等分にする。

2 うずらの卵を、1個ずつ**1**で包むようにして
丸め、**B**を順につける。全部で16個作る。

3 170℃に熱した揚げ油で**2**をカラッと揚げ
る。食べるときに、グリーンリーフ、レモン、
ケチャップを添える。

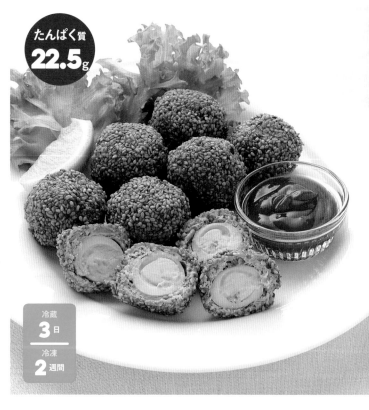

たんぱく質
22.5g

冷蔵
3日
冷凍
2週間

465kcal　糖質11.5g　塩分0.8g

みそ漬け卵

よく漬けてみそをしみ込ませて

材料（4人分）

卵…4個

A みそ…100g
　砂糖…大さじ4
　プレーンヨーグルト
　　…大さじ3
　粉山椒…小さじ¼

きゅうりのせん切り、
　七味とうがらし…各適量

作り方 15分（漬ける時間は除く）

1 ゆで卵を作り、殻をむく。

2 ポリ袋に**A**を入れてよくもみ混ぜ、**1**を加え、空気を抜いて冷蔵庫で半日〜ひと晩漬け込む。

3 食べるときは卵についた**2**のたれをぬぐい、きゅうり、七味とうがらしを添える。

94kcal　糖質4.4g　塩分0.8g

冷蔵 **3**日 / 冷凍 **2**週間

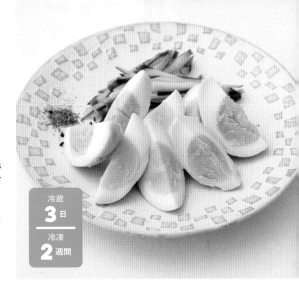

ほうれん草のココットキッシュ

ギョウザの皮がパリッとおいしい

冷蔵 **3**日 / 冷凍 **2**週間

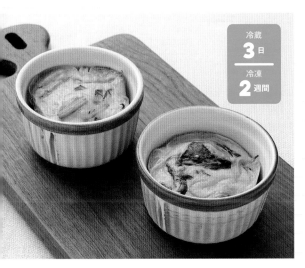

材料（4人分）

卵…4個
ほうれん草…½束
玉ねぎ…¼個
ギョウザの皮（大判）…8枚
サラダ油…大さじ½

A 粉チーズ…大さじ1
　塩…小さじ¼
　こしょう…少々

作り方 25分

1 ほうれん草はざく切り、玉ねぎは薄切りにし、サラダ油を熱したフライパンでさっと炒める。

2 ボウルに卵を割りほぐし、**A**を混ぜ合わせ、**1**を加えてよく混ぜる。

3 ココット容器8つにギョウザの皮を1枚ずつ敷き、**2**を等分に流し入れ、オーブントースターで8〜10分焼く。

135kcal　糖質8.4g　塩分0.7g

卵春巻き

卵サラダを巻いて揚げた新感覚おかず

材料（4人分）

卵…5個
ロースハム…4枚
きゅうり…1本
塩…少々

A マヨネーズ…大さじ4
　粉チーズ…大さじ3
　ポン酢しょうゆ…大さじ2

春巻きの皮…8枚
青じそ…8枚
水溶き小麦粉、揚げ油
　…各適量

作り方 35分

1 ゆで卵を作り、殻をむいて粗みじん切りにする。ハムは短冊切りにする。きゅうりは薄い輪切りにして塩をふってもみ、水けをしぼる。

2 **1**をボウルに入れ、**A**であえる。

3 春巻きの皮にそれぞれ青じそを1枚ずつのせ、さらに**2**を等分にのせて巻き、水溶き小麦粉をつけてとめる。全部で8本作る。180℃に熱した揚げ油でカラッと揚げる。

393kcal　糖質19.3g　塩分1.9g

冷蔵 **3**日 / 冷凍 **2**週間

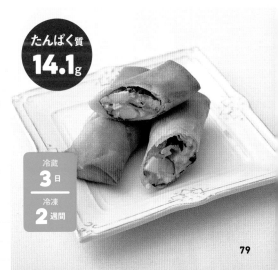

大豆製品

豆腐は冷凍すると食感が変わるため、冷蔵での保存がおすすめです。味を十分に含ませながら調理して汁けをしっかりきることで、日がたってもおいしくいただけます。

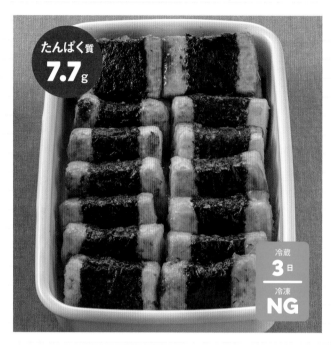

たんぱく質
7.7g

冷蔵
3日

冷凍
NG

ヘルシーなので、おやつにもおすすめ
豆腐の磯辺焼き

材料（4人分）
豆腐（木綿）…小2丁（400g）
焼きのり（全型）…2枚
片栗粉、サラダ油…各適量
A しょうゆ…大さじ2
みりん…大さじ½
しょうがのすりおろし、酒、砂糖
…各小さじ2

作り方 25分

1 豆腐は1丁を8等分に切り、ペーパータオルで包んでラップをせずに電子レンジで2分加熱し、水けをきる。

2 焼きのりは1枚を8等分に切って**1**に巻き、片栗粉を全面にまぶしつける。全部で16個作る。フライパンにサラダ油を中火で熱し、両面をこんがりと焼く。

3 **2**に合わせた**A**を加えてからめる。

147kcal 糖質9.0g 塩分1.3g

しっかり水きりをしてお肉のような食感に
豆腐の
黒ごまカツレツ

材料（4人分）
豆腐（木綿）…2丁（600g）
塩、こしょう…各少々
小麦粉、溶き卵、揚げ油…各適量
A パン粉…大さじ8
黒いりごま…大さじ2
ルッコラ、レモンのくし形切り、中濃ソース
…各適量

作り方 15分（水きりする時間は除く）

1 豆腐はしっかり水きりをし、厚さを半分に切ってさらに2等分に切る。全体に塩、こしょうをふり、小麦粉、溶き卵を順につけ、混ぜ合わせた**A**をつける。

2 170℃に熱した揚げ油で**1**をカラッと揚げる。食べるときに、ルッコラ、レモンを添え、ソースをかける。

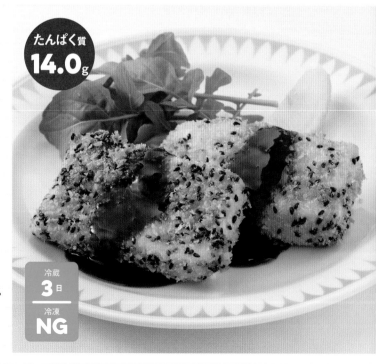

たんぱく質
14.0g

冷蔵
3日

冷凍
NG

406kcal 糖質14.7g 塩分0.8g

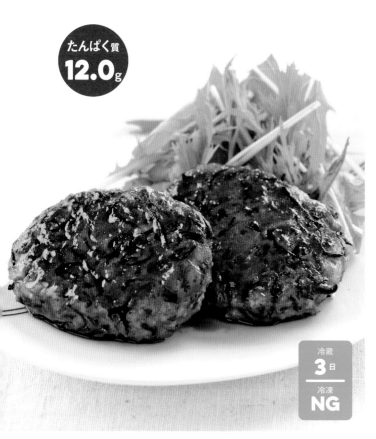

たんぱく質 **12.0**g

肉を使わないヘルシーハンバーグ

豆腐とひじきの ハンバーグ

材料（4人分）
豆腐（絹ごし）…**2丁**（600g）
芽ひじき（乾燥）…15g
焼き麩…40g
A ｜ 片栗粉…大さじ5
　｜ 塩…小さじ⅔
サラダ油…大さじ1
B ｜ しょうゆ、みりん…各¼カップ
　｜ 砂糖…大さじ½
水菜のざく切り…適量

作り方 20分（水きり、もどす時間は除く）

1 豆腐は水きりし、芽ひじきは水でもどして水
けをきって、ともにボウルに入れる。砕いた
焼き麩、**A**を加えて練り混ぜる。

2 **1**を8等分にし、小判形に成形する。

3 フライパンにサラダ油を熱して**2**を入れて両
面焼き、ふたをして蒸し焼きにする。仕上げ
に**B**を加えて煮からめる。食べるときに水
菜を添える。

251kcal　糖質26.2g　塩分3.3g

冷蔵 **3**日 ／ 冷凍 **NG**

ねぎたっぷりのみそで
やみつき

厚揚げの ねぎみそ焼き

たんぱく質 **12.5**g

材料（4人分）
厚揚げ…**2枚**（400g）
A ｜ 長ねぎのみじん切り…1本分
　｜ みそ…大さじ4
　｜ みりん…大さじ2
小ねぎの小口切り…適量

作り方 20分

1 厚揚げは半分の厚さにして3等
分に切る。

2 ボウルに**A**を混ぜ合わせ、**1**の
片面に等分に塗る。

3 **2**をオーブントースターで色が
つくまで10分ほど焼く。食べ
るときに小ねぎを散らす。

205kcal　糖質9.7g　塩分2.1g

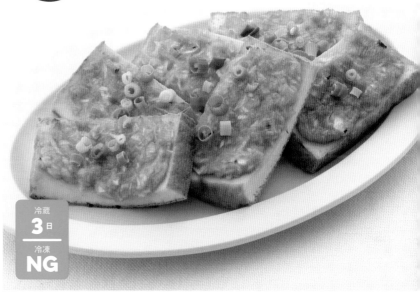

冷蔵 **3**日 ／ 冷凍 **NG**

たんぱく質
6.0g

しいたけとあさりのだしが
しみじみおいしい
あさり入りおから

材料（4人分）
生おから…300g
あさり（むき身）…80g
干ししいたけ…3枚
きくらげ（乾燥）…4枚
にんじん…¼本
しょうが…2片

A｜グリンピース（冷凍）、
　｜しょうゆ、みりん、酒
　｜…各大さじ2
　｜砂糖…大さじ½

作り方 20分（もどす時間は除く）

1 干ししいたけは水でもどして薄切りにし、もどし汁はとっておく。きくらげはぬるま湯でもどし、細切りにする。にんじん、しょうがもそれぞれ細切りにする。

2 おからをフライパンに入れ、弱火でから炒りする。

3 鍋に**1**を入れて火にかけ、煮立ったら**2**、あさりを加える。**A**を加え、汁けがなくなるまで煮詰める。

123kcal　糖質10.4g　塩分1.7g

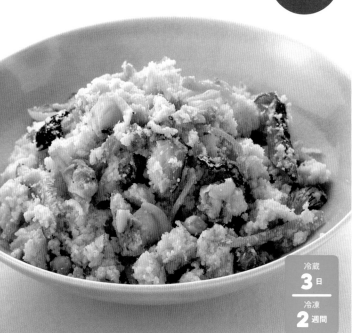

冷蔵
3日
冷凍
2週間

牛乳とバターでしっとりとしたおからが美味
おからの
カレーコロッケ

たんぱく質
9.0g

材料（4人分）
生おから…200g
ロースハム…2枚
ゆで卵…2個
牛乳…大さじ4
バター…20g

A｜マヨネーズ…大さじ4
　｜カレー粉…大さじ1
　｜塩…小さじ¼
B｜小麦粉、溶き卵、
　｜　パン粉…各適量
揚げ油…適量
リーフレタス…適量

作り方 30分

1 耐熱容器におから、牛乳、バターを入れて混ぜ、ふんわりとラップをして電子レンジで3分加熱する。

2 ハムは1cm角に、ゆで卵はざく切りにする。

3 **1**に**A**を混ぜ合わせ、**2**を加えて混ぜ、12等分にし、俵形に成形する。**B**を順につけ、180℃に熱した揚げ油で揚げる。食べるときにリーフレタスを添える。

353kcal　糖質8.8g　塩分1.0g

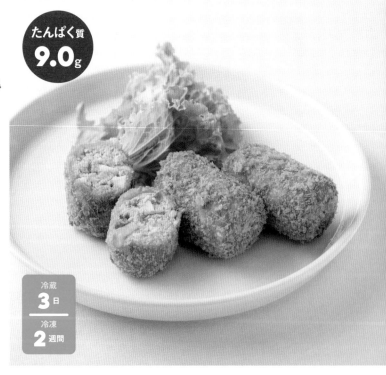

冷蔵
3日
冷凍
2週間

ひき肉を加えて旨みと食べごたえをアップ！
おからと玉ねぎのナゲット

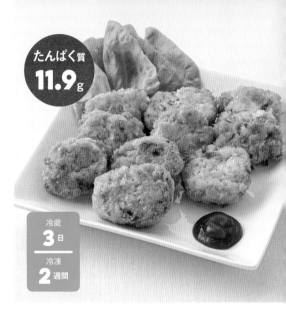

たんぱく質 **11.9**g

材料（4人分）
生おから …200g
A 鶏ひき肉…200g
玉ねぎの粗みじん切り
…½個分
溶き卵…1個分
片栗粉…大さじ2
塩、こしょう…各少々
揚げ油…適量
サラダ菜、トマトケチャップ
…各適量

作り方 15分
1 ボウルにおから、**A**を入れてよく練り混ぜ、20等分にし、小判形に成形する。
2 170℃に熱した揚げ油で**1**をきつね色になるまで揚げる。食べるときにサラダ菜、ケチャップを添える。

196kcal 糖質11.6g 塩分0.5g

冷蔵 **3**日
冷凍 **2**週間

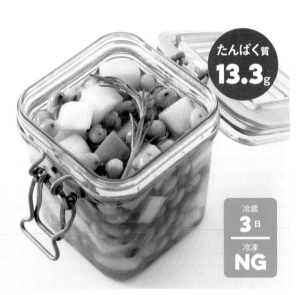

たんぱく質 **13.3**g

冷蔵 **3**日
冷凍 **NG**

ローズマリー香るあっさりマリネ
大豆のビネガー漬け

材料（4人分）
大豆（乾燥） …160g
大根…⅛本
にんじん…⅓本
A ローズマリー…1枝
オリーブ油、
白ワインビネガー
…各⅓カップ
砂糖…大さじ½
塩…小さじ⅔
黒粒こしょう…少々

作り方 20分（漬ける時間は除く）
1 大豆はフライパンに入れ、10分ほどから炒りする。大根、にんじんは1cm角に切る。
2 保存容器に**1**を入れ、**A**を加えて冷蔵庫でひと晩漬ける。

215kcal 糖質4.9g 塩分0.4g

揚げ焼きのようなカリカリ食感がいい
大豆とごぼうの甘辛炒め

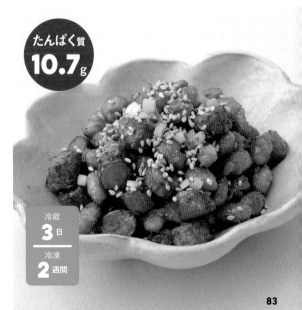

たんぱく質 **10.7**g

材料（4人分）
大豆（水煮） …300g
ごぼう…1本
片栗粉、サラダ油
…各大さじ3
A しょうゆ、砂糖
…各大さじ3
酢…大さじ1½
小ねぎの小口切り、
白いりごま…各適量

作り方 25分
1 大豆は水けをよくきる。ごぼうは8mm厚さの輪切りにし、水にさらし、水けをきる。
2 ポリ袋に片栗粉を入れ、**1**を加えてまぶす。
3 フライパンにサラダ油を中火で熱し、**2**を入れてゆすりながらカリカリになるまで炒める。**A**を加えてからめ、食べるときに小ねぎを散らし、ごまをふる。

271kcal 糖質19.6g 塩分2.3g

冷蔵 **3**日
冷凍 **2**週間

COLUMN 2

たんぱく質が補える スープレシピ

1品あると食事の満足度が高くなる汁もの。
たんぱく質をプラスすると腹持ちはもちろん、
献立のマンネリも解消できますよ。
※このコラムの分量は基本2人分ですが、一部、4人分もあります。

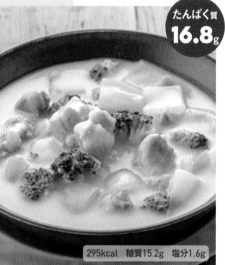

たんぱく質 **16.8**g

コロコロ具材で食べやすい

チキンとブロッコリーのクリームスープ

材料(4人分)
鶏もも肉…大1枚(300g)
ブロッコリー…200g
パプリカ(黄)…1個
玉ねぎ…大1個(300g)
塩、こしょう…各少々
バター…30g
小麦粉…大さじ3
A 水…3カップ
　顆粒コンソメスープの素…小さじ1
　塩…小さじ½
　こしょう…少々
牛乳…1カップ

295kcal 糖質15.2g 塩分1.6g

作り方 30分
1 鶏肉は余分な脂身を除き、小さめのひと口大に切り、塩、こしょうをふる。ブロッコリーは小さめの小房に分ける。パプリカ、玉ねぎは小さめのひと口大に切る。
2 鍋にバターを中火で熱し、鶏肉、玉ねぎを入れて炒める。肉の色が変わって玉ねぎがしんなりしたら小麦粉を加え、粉っぽさがなくなるまで炒める。
3 A、ブロッコリー、パプリカを加え、ふたをして弱めの中火で5分ほど煮る。牛乳を加えて混ぜ、煮立たせないように温める。(市瀬)

シンプルな味つけで鶏のだしが効いてる

チキンとトマトのスープ

材料(2人分)
鶏もも肉…大½枚(150g)
玉ねぎ…1個
トマト…1個
にんにく…1片
塩…適量
水…2½カップ
こしょう…少々
(好みで)オリーブ油…適量

作り方 20分
1 鶏肉、玉ねぎ、トマトは2cm角に切る。にんにくは包丁でつぶす。
2 鍋に鶏肉、玉ねぎ、にんにく、塩小さじ⅔を入れてひと混ぜし、水を加えて煮立ったら弱火にし、鶏肉がやわらかくなるまで煮る。
3 トマトを加えてひと煮し、塩、こしょう各少々で味を調える。器に盛り、好みでオリーブ油をかける。

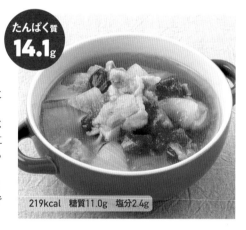

たんぱく質 **14.1**g

219kcal 糖質11.0g 塩分2.4g

たんぱく質 **5.0**g

ふきとうどを使ってあっさりと

春野菜豚汁

材料(2人分)
豚バラ薄切り肉…50g
ふき(水煮)、うど…各50g
にんじん…20g
玉ねぎ…¼個
だし汁…1½カップ
みそ…大さじ1強

作り方 25分
1 豚肉はひと口大に切る。ふきは4cm長さに切る。うど、にんじんは4cm長さ、7mm角に切る。玉ねぎは7mm幅に切る。
2 鍋を中火で熱して豚肉を炒め、肉に火が通ったら1の野菜を加えて炒める。なじんだらだし汁を加え、煮立ったらアクを除き、にんじんがやわらかくなるまで煮て、みそを溶き入れる。(検見﨑)

127kcal 糖質5.3g 塩分1.3g

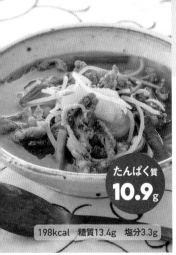

ピリ辛の味つけで食欲が増す

牛肉とじゃがいもの韓国風スープ

たんぱく質 10.9g

198kcal　糖質13.4g　塩分3.3g

材料(4人分)

牛こま切れ肉… 200g
じゃがいも… 小2個
にら… ¼束
豆もやし… ½袋(100g)
A　にんにくのすりおろし
　　…½片分
　　しょうゆ…大さじ2½
　　コチュジャン…大さじ1½
砂糖…大さじ½
ごま油…小さじ1
粉とうがらし…小さじ½
ごま油…大さじ½
B　水…4½カップ
　　鶏ガラスープの素
　　…大さじ1

作り方 20分

1 ボウルに**A**を混ぜ、牛肉を加えてもみ込む。じゃがいもは1cm幅の半月切り、にらは4cm長さに切る。
2 鍋にごま油を中火で熱し、じゃがいもを炒める。全体に油がまわったら牛肉を加え、肉の色が変わるまで炒める。
3 **B**を加え、煮立ったらじゃがいもがやわらかくなるまで弱めの中火で5分ほど煮る。にら、もやしを加え、しんなりするまで煮る。(市瀬)

太めに切った大根と牛肉で食べごたえばっちり

大根と牛肉のスープ

たんぱく質 6.8g

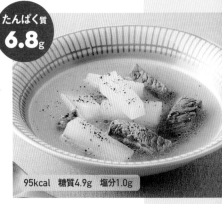

95kcal　糖質4.9g　塩分1.0g

材料(2人分)

牛ももステーキ肉
　(1cm厚さ)…80g
大根…200g
A　ローリエ…1枚
　　湯…1¾カップ
　　顆粒コンソメスープの素
　　…小さじ1
塩、粗びき黒こしょう…各少々

作り方 20分

1 大根は4〜5cm長さ、1cm角の棒状に切る。牛肉も同じくらいの大きさに切る。
2 鍋に**A**を入れて中火にかけ、大根を加えて煮立ったら牛肉を加える。再び煮立ったら弱火にしてアクを除き、12分ほど煮込む。
3 大根がやわらかくなったら、塩、粗びき黒こしょうで味を調える。(検見﨑)

たんぱく質 5.6g

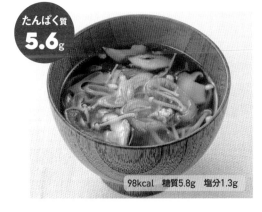

98kcal　糖質5.8g　塩分1.3g

きのこのだしがたっぷりでホッとする味

きのこと鶏ひき肉のスープ

材料(2人分)

鶏ひき肉…50g
しいたけ…3枚
えのきたけ…100g
長ねぎ…½本
サラダ油…小さじ1
A　だし汁…1½カップ
　　しょうゆ…小さじ2
　　塩…少々

作り方 15分

1 しいたけは薄切りに、えのきたけは半分の長さに切る。長ねぎは斜め薄切りにする。
2 鍋にサラダ油、ひき肉を入れて弱めの中火で炒める。1を加えてしんなりしたら、**A**を加えて煮る。(夏梅)

コンビーフの塩けが効いてる

キャベツとコンビーフのスープ

材料(2人分)

コンビーフ缶…½缶(40g)
キャベツ…200g
A　ローリエ…1枚
　　にんにくの薄切り…½片分
　　湯…1½カップ
　　顆粒コンソメスープの素
　　…小さじ1
塩、こしょう…各少々

作り方 18分

1 キャベツはひと口大に切る。
2 鍋に**A**を入れて中火にかけ、1、コンビーフをほぐしながら加えてふたをする。煮立ったら弱火にして12分ほど煮込む。
3 キャベツがくったりしたら、塩、こしょうで味を調える。(検見﨑)

たんぱく質 4.6g

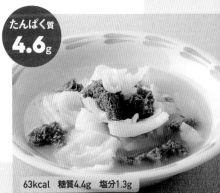

63kcal　糖質4.4g　塩分1.3g

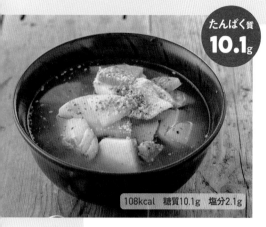

たんぱく質 **10.1**g

ごまの風味が香り高い

さけと根菜のごまみそ汁

108kcal　糖質10.1g　塩分2.1g

材料（4人分）
生ざけ…小2切れ（160g）
里いも…2個
大根…150g
にんじん…80g
だし汁…4カップ
みそ…大さじ3½
白すりごま、
　一味とうがらし
　…各適量

作り方 20分
1　さけはひと口大に切る。里いもは1cm厚さの輪切り、大根、にんじんは5mm幅のいちょう切りにする。
2　鍋にだし汁を入れて中火にかけ、煮立ったら1を加え、里いもがやわらかくなるまで7分ほど煮る。
3　みそを溶き入れてひと煮したら、器に盛ってごま、一味とうがらしをふる。（市瀬）

旨みと栄養の詰まったさけ缶でお手軽に

白菜とさけ缶のスープ

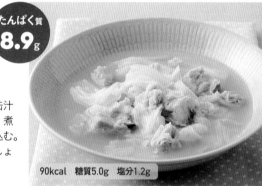

たんぱく質 **8.9**g

材料（2人分）
さけ缶（水煮）…小1缶（90g）
白菜…250g
A | ローリエ…1枚
　湯…1¾カップ
　顆粒コンソメスープの素
　…小さじ1
塩、こしょう…各少々

作り方 20分
1　白菜はひと口大に切る。
2　鍋に**A**を入れて中火にかけ、1、缶汁をきったさけ缶を加えてふたをし、煮立ったら弱火にして10分ほど煮込む。
3　白菜がくったりしたら、塩、こしょうで味を調える。（検見崎）

90kcal　糖質5.0g　塩分1.2g

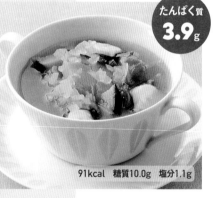

たんぱく質 **3.9**g

たこの歯ごたえと夏野菜がおいしい

かぼちゃとトマト、たこのスープ

91kcal　糖質10.0g　塩分1.1g

材料（2人分）
ゆでだこ…40g
かぼちゃ、トマト…各70g
玉ねぎ…¼個
サラダ油…大さじ½
A | 湯…1½カップ
　顆粒コンソメスープの素
　…小さじ1
塩、こしょう…各少々

作り方 25分
1　たこは7〜8mm幅に切る。かぼちゃは5mm幅のひと口大に切る。トマトはひと口大に、玉ねぎはみじん切りにする。
2　鍋にサラダ油を中火で熱し、かぼちゃ、玉ねぎを炒め、油がなじんだら**A**、トマトを加える。煮立ったらふたをしてかぼちゃがやわらかくなるまで煮る。
3　たこを加えてひと煮し、塩、こしょうで味を調える。（検見崎）

豆乳でまろやかな味わいに

小松菜とあさりの豆乳みそ汁

たんぱく質 **4.0**g

48kcal　糖質4.2g　塩分1.5g

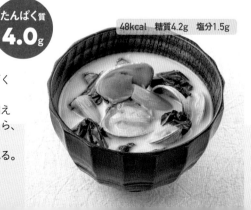

材料（2人分）
あさり（殻つき）…80g
小松菜…¼束
だし汁…1カップ
無調整豆乳…½カップ
みそ…大さじ1

作り方 15分（砂出しの時間は除く）
1　あさりは砂出しする。小松菜はざく切りにする。
2　1のあさりを鍋に入れ、だし汁を加えて煮立てる。あさりの殻が開いたら、小松菜を加えてさっと煮る。
3　豆乳を加えて温め、みそを溶き入れる。

海のミルクと野菜で栄養たっぷり
かきのミネストローネ

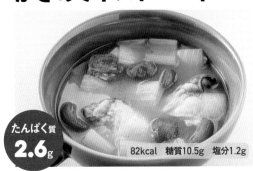

たんぱく質 2.6g

82kcal 糖質10.5g 塩分1.2g

材料(2人分)
かき(むき身)…4個
玉ねぎ…½個
セロリ…½本
ミニトマト…6個
にんにくのみじん切り…1片分
塩、小麦粉、オリーブ油
　…各適量
A | 水…1カップ
　| 顆粒コンソメスープの
　| 　素…小さじ½
こしょう…少々

作り方 20分
1 かきは塩水(分量外)で洗い、水けをきって塩少々をふり、小麦粉を薄くまぶす。玉ねぎ、セロリは2cm角に、ミニトマトは半分に切る。
2 鍋にオリーブ油を熱してにんにくを炒め、香りが立ったら1の野菜を入れて炒める。
3 Aを加えて煮立たせ、1のかきを加えてさっと火を通し、塩、こしょう各少々で味を調える。(豊口)

じゃこの旨みでだしいらず
ブロッコリーとさつまいものみそ汁

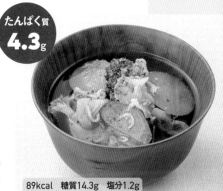

たんぱく質 4.3g

89kcal 糖質14.3g 塩分1.2g

材料(2人分)
ちりめんじゃこ…大さじ1
ブロッコリー…100g
さつまいも…小½本
長ねぎ…¼本
水…1¾カップ
みそ…大さじ1〜1¼
一味とうがらし…適量

作り方 15分(浸ける時間は除く)
1 ブロッコリーは小房に分けて水に浸ける。さつまいもは8mm厚さの輪切りにして水にさらす。長ねぎは斜め切りにする。
2 鍋に水、じゃこ、長ねぎを入れて煮立て、さつまいもを加えてふたをし、4分ほど煮る。
3 ブロッコリーを加えてふたをし、さらに2分ほど煮て火を通し、みそを溶き入れる。器に盛り、一味とうがらしをふる。(今泉)

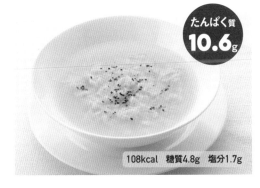

たんぱく質 10.6g

108kcal 糖質4.8g 塩分1.7g

たっぷり卵とかにの風味でリッチに
かに入りかき玉スープ

材料(2人分)
卵…2個
かに缶(水煮)…1缶(55g)
A | 水…1½カップ
　| 鶏ガラスープの素…小さじ1
　| 塩、こしょう…各少々
水溶き片栗粉…小さじ1
粗びき黒こしょう…適量

作り方 10分
1 ボウルに卵を割りほぐす。
2 鍋にA、かに缶を入れて煮立て、水溶き片栗粉を加えてとろみをつける。弱〜中火にして1を細く回し入れる。器に盛り、粗びき黒こしょうをふる。

発酵食品たっぷりで美容にもいい
豆腐と納豆のキムチスープ

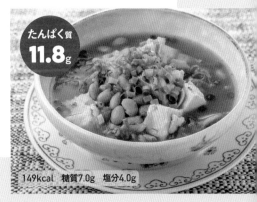

たんぱく質 11.8g

149kcal 糖質7.0g 塩分4.0g

材料(4人分)
豆腐(木綿)…1丁(300g)
納豆…3パック(120g)
白菜キムチ…150g
A | にんにくのすりおろし…¼片分
　| 水…4カップ
　| みそ…大さじ2
　| 鶏ガラスープの素、しょうゆ
　| 　…各大さじ1
　| 粉とうがらし、ごま油…各少々
小ねぎの小口切り…適量

作り方 20分
1 豆腐はひと口大にちぎってペーパータオルで水けを除く。納豆はほぐし、キムチは食べやすい大きさに切る。
2 鍋にAを混ぜ合わせて中火にかける。煮立ったら1を加え、弱めの中火で7〜8分煮る。器に盛り、小ねぎを散らす。(市瀬)

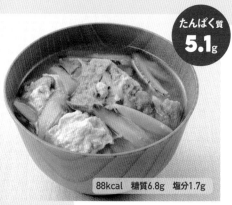

たんぱく質 5.1g

ごぼうの独特な香りを風味づけに

新ごぼうと厚揚げの具だくさんみそ汁

材料(4人分)
厚揚げ…大½枚(120g)
新ごぼう…½本
玉ねぎ…½個
だし汁…4カップ
みそ…大さじ3

作り方 18分

1 厚揚げは小さめのひと口大にちぎる。新ごぼうはささがきにして、さっと水にさらして水けをきる。玉ねぎは1cm幅のくし形切りにする。
2 鍋にだし汁を入れて中火で熱し、1を入れる。野菜がやわらかくなるまで7分ほど煮て、みそを溶き入れる。(市瀬)

88kcal　糖質6.8g　塩分1.7g

さっぱり味で疲れた体も癒やされる

油揚げと白菜のすだちしょうがスープ

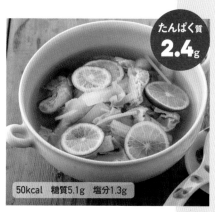

たんぱく質 2.4g

材料(4人分)
油揚げ…1枚
白菜…3〜4枚
しょうがのせん切り…1片分
すだちの薄切り…1個分
A だし汁…4カップ
　しょうゆ、みりん
　　…各大さじ1
　塩…小さじ⅓

作り方 15分

1 油揚げは横半分にして、縦に1cm幅に切る。白菜は5cm長さに切ってから1cm幅に切る。
2 鍋にAを混ぜ合わせ、中火にかける。煮立ったら1を加え、白菜がしんなりするまで2〜3分煮る。器に盛り、しょうが、すだちをのせる。(市瀬)

50kcal　糖質5.1g　塩分1.3g

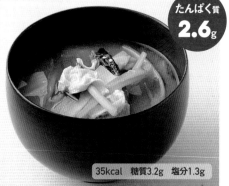

たんぱく質 2.6g

さっと煮て食感をいかす

小松菜と湯葉のみそ汁

材料(2人分)
湯葉(乾燥)…1枚
小松菜…80g
大根…50g
だし汁…1½カップ
みそ…大さじ1強

作り方 15分(もどす時間は除く)

1 湯葉は水でもどし、ひと口大に切る。小松菜は4cm長さに切り、大根は短冊切りにする。
2 鍋にだし汁を入れて中火にかけ、大根を入れてやわらかくなるまで煮る。湯葉、小松菜を加えてひと煮し、みそを溶き入れる。(検見﨑)

35kcal　糖質3.2g　塩分1.3g

牛乳を入れてまろやかに仕上げる

カリフラワーときのこのミルクスープ

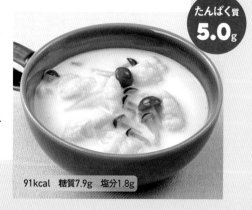

たんぱく質 5.0g

材料(4人分)
牛乳…2カップ
カリフラワー…小1株
しめじ…大1パック(120g)
A 水…2カップ
　顆粒コンソメスープの素
　　…小さじ2
　塩…小さじ⅔
　こしょう…少々

作り方 15分

1 カリフラワーは小さめの小房に、しめじは小房に分ける。
2 鍋にAを混ぜ合わせて中火にかけ、煮立ったら1を加え、野菜がしんなりするまで煮る。
3 牛乳を加え、煮立たせないように温める。(市瀬)

91kcal　糖質7.9g　塩分1.8g

PART3

糖質オフで
たんぱく質も
豊富なおかず

1食あたりの糖質量が12g以下のおかずを紹介します。
低糖質なうえに、たんぱく質がたっぷりとれるから、
体を引き締めたいときにおすすめです。

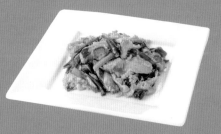 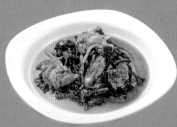 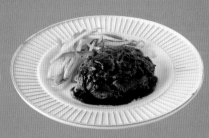

※このパートの分量は2人分です。

鶏肉

肉類の中でもエネルギー、脂質が低めなので、肉をたっぷり食べたいときにおすすめの食材。特にささみはたんぱく質の含有量が多いので、筋肉をつけるのに適しています。

鶏もも肉

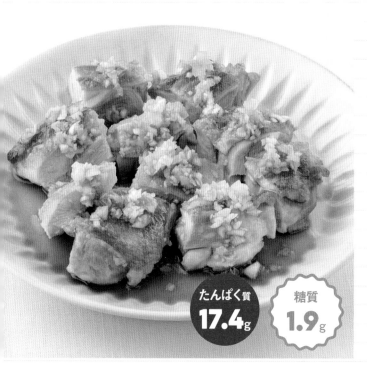

たんぱく質 17.4g　**糖質 1.9g**

皮目の香ばしさを薬味でさっぱりと

チキンソテー 薬味酢がけ

材料（2人分）
鶏もも肉…1枚（200g）
塩、こしょう…各少々
サラダ油…大さじ½
A 長ねぎのみじん切り…¼本分
　　しょうがのみじん切り…½片分
　　酢…大さじ1½
　　しょうゆ、酒…各大さじ½
　　ごま油…大さじ½

作り方 15分

1 鶏肉は塩、こしょうをふる。

2 フライパンにサラダ油を中火で熱し、**1**を両面こんがりと焼いて火を通す。

3 **2**を食べやすく切って器に盛り、合わせた**A**をかける。（検見﨑）

266kcal　塩分1.1g

梅干しの酸味でさっぱりとした味わい

梅肉だれの グリルチキン

たんぱく質 17.5g　**糖質 3.0g**

材料（2人分）
鶏もも肉…1枚（200g）
A 梅干し（種を除いてたたいたもの）、酒
　　…各大さじ1
きゅうりの細切り…適量

作り方 15分

1 鶏肉は皮目をフォークで数か所刺してポリ袋に入れ、合わせた**A**を加えてもみ込む。

2 魚焼きグリルに**1**をおき、両面に焼き色をつけながら火を通し、食べやすい大きさに切る。

3 器に盛り、きゅうりを添える。（武蔵）

212kcal　塩分0.9g

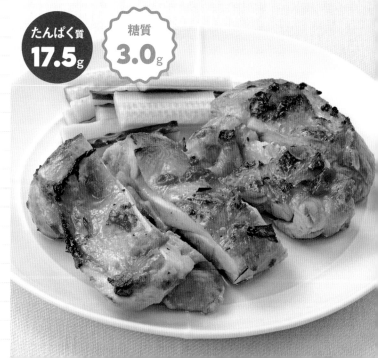

フライパンの中で下味をつけるとラク

ほうれん草と鶏肉のガリバタ炒め

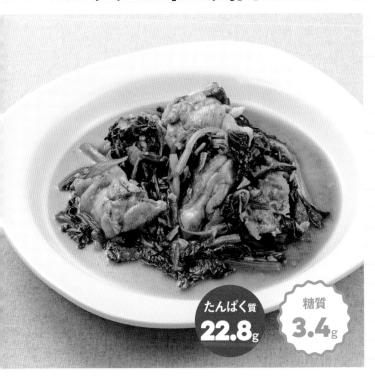

材料 (2人分)

鶏もも肉 (から揚げ用)…6個 (250g)
ほうれん草…1束

A | にんにくのみじん切り…1片分
| しょうゆ、サラダ油…各大さじ½
| 酒…小さじ2
| 片栗粉…小さじ½

しょうゆ…大さじ½
バター…大さじ1

作り方 15分

1 フライパンに鶏肉を入れて合わせた**A**を加え、しっかりともみ込む。

2 ほうれん草はざく切りにする。

3 1を中火にかけ、ふたをして3分ほど蒸し焼きにし、2を加えてさらに2分ほど蒸し焼きにする。

4 ふたをはずして火を少し強めて炒め、しょうゆを回し入れ、バターを加えて炒め合わせる。(武蔵)

たんぱく質 **22.8**g　糖質 **3.4**g

338kcal　塩分1.6g

子どもにはケチャップを添えて

鶏もものグリーンアスパラロール

材料 (2人分)

鶏もも肉…大1枚 (250g)
グリーンアスパラガス…3本
塩、こしょう…各少々
フレンチマスタード…適量

作り方 15分 (冷ます時間は除く)

1 鶏肉は余分な脂を除き、包丁で切り込みを入れて厚みを均等にする。アスパラは塩少々 (分量外) を入れた熱湯で塩ゆでし、2等分に切る。

2 ラップ40cmを広げ、鶏肉を皮目を下にしておき、塩、こしょうを軽くふる。アスパラをのせて巻き、ラップで2～3重に巻いてキャンディー包みにする。

3 耐熱容器に2をのせて、電子レンジで3分加熱し、そのまま冷ます。ラップをはずし、1cm幅に切って器に盛り、マスタードを添える。(武蔵)

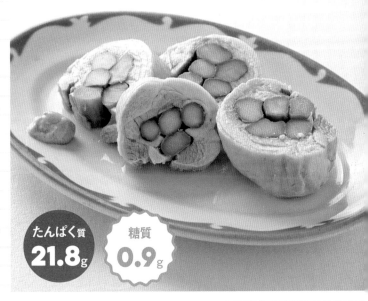

たんぱく質 **21.8**g　糖質 **0.9**g

247kcal　塩分0.6g

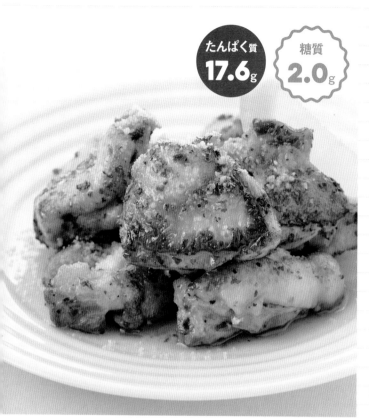

たんぱく質 **17.6**g

糖質 **2.0**g

しっかり漬けて、味わい濃厚
バジルチキン

材料（2人分）

鶏もも肉…1枚(200g)

A 塩…小さじ¼
　　粗びき黒こしょう…少々

B オリーブ油…大さじ½
　　バジル(乾燥)…小さじ2
　　にんにくのすりおろし…小さじ½

オリーブ油…大さじ½
白ワイン…大さじ1
粉チーズ、レモンのくし形切り…各適量

作り方 12分（おく時間は除く）

1 鶏肉はひと口大に切って**A**をふり、ポリ袋に入れて合わせた**B**を加えてもみ込み、15分ほどおく。

2 フライパンにオリーブ油を熱し、**1**を両面こんがりと焼き、白ワインを加えてふたをし、弱火で蒸し焼きにする。

3 器に盛り、粉チーズをふってレモンを添える。

269kcal　塩分1.0g

薬味たっぷりで香りがいい
鶏のソテー ねぎポン酢ソース

材料（2人分）

鶏もも肉…1枚(200g)
塩、こしょう…各少々
サラダ油…大さじ1

A 長ねぎのみじん切り…¼本分
　　ポン酢しょうゆ…大さじ2
　　ごま油…大さじ½
　　砂糖…小さじ¼

水菜のざく切り、みょうがのせん切り
…各適量

たんぱく質 **18.5**g

糖質 **4.1**g

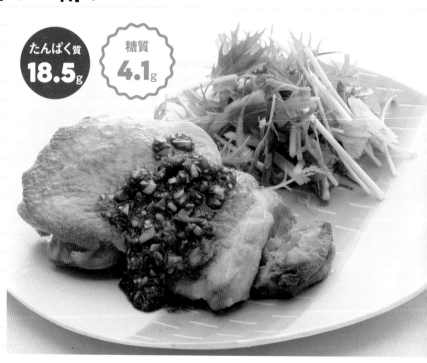

作り方 12分（漬ける時間は除く）

1 鶏肉は半分に切り、塩、こしょうをふる。

2 フライパンにサラダ油を中火で熱し、**1**を皮目から入れて両面焼き、器に盛る。

3 **2**に混ぜ合わせた**A**をかけ、水菜、みょうがを混ぜて添える。

307kcal　塩分1.8g

鶏の蒸し汁をソースに使って、旨みアップ

やわらか蒸し鶏

たんぱく質 **18.8**g　　糖質 **3.2**g

材料(2人分)

鶏もも肉…1枚(200g)
砂糖、塩…各小さじ½
プレーンヨーグルト
…50g
A │ プレーンヨーグルト、
　　　みそ…各大さじ1
　　　しょうがのすりおろし
　　　…小さじ⅓
パクチー…適量

作り方 25分

1 鶏肉は皮目をフォークで数か所刺し、砂糖、塩をすり込んでヨーグルトをからめ、5分ほど室温におく。

2 1を鍋に入れて落としぶたをして弱めの中火にかけ、肉が白くなってきたら裏返す。5分ほどたったら火を止めてふたをし、7〜8分蒸らす。蒸し汁大さじ1は**A**と合わせておく。

3 2を食べやすく切って器に盛り、合わせた**A**をかけてパクチーを添える。

223kcal　塩分2.4g

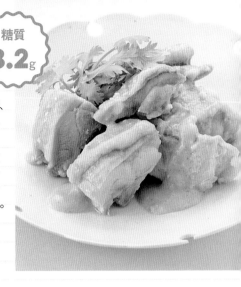

隠し味のゆずこしょうでひと味違った風味に

鶏ときのこの和風クリーム煮

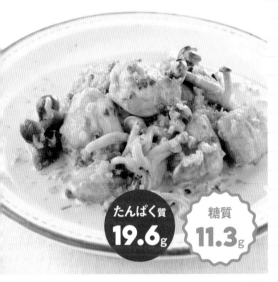

たんぱく質 **19.6**g　　糖質 **11.3**g

材料(2人分)

鶏もも肉…1枚(200g)
しめじ…1パック(100g)
玉ねぎのみじん切り…¼個分
にんにくのみじん切り…1片分
塩、こしょう…各少々
オリーブ油…大さじ½
酒…¼カップ
A │ 生クリーム…½カップ
　　　しょうゆ…大さじ1
ゆずこしょう…小さじ¼
パセリのみじん切り…適量

作り方 25分

1 鶏肉はひと口大に切り、塩、こしょうをふる。しめじはほぐす。

2 フライパンにオリーブ油を中火で熱し、鶏肉を両面焼いて一度取り出す。しめじ、玉ねぎ、にんにくを入れて炒め、鶏肉を戻し入れ、酒を加えてふたをし、蒸し焼きにする。

3 **A**を加えて煮からめ、ゆずこしょうを加えて器に盛り、パセリをふる。

492kcal　塩分2.0g

煮汁を吸って味わい深く

鶏肉のごぼう巻き

たんぱく質 **19.0**g　　糖質 **11.0**g

材料(2人分)

鶏もも肉…1枚(200g)
ごぼう…½本
春菊…½束
片栗粉…適量
サラダ油…大さじ½
水…1½カップ
A │ しょうゆ、みりん
　　　…各大さじ1

作り方 20分

1 ごぼうは20cm長さに切って太ければ4つ割りにし、しょうゆ大さじ1(分量外)を入れた熱湯でゆでる。

2 鶏肉は厚みを均一にし、片栗粉を薄くまぶした1をのせて巻き、たこ糸でしばる。フライパンにサラダ油を中火で熱し、全体を焼く。

3 2に水を加えて沸騰させ、**A**、ざく切りにした春菊を加えて、煮汁が半分になるまで煮る。

288kcal　塩分1.8g

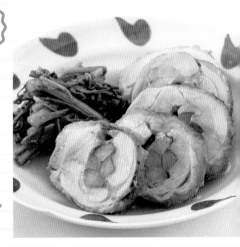

ヘルシーで作りおきにもおすすめ

サラダチキン

材料(2人分)

鶏むね肉…1枚(200g)
トマト…½個
玉ねぎ…¼個
ルッコラ…2株

A 塩、砂糖
　　…各小さじ½
　粗びき黒こしょう、
　　バジル(乾燥)…各少々

B 酢、サラダ油
　　…各大さじ1
　しょうゆ…大さじ½
　塩…少々

作り方 25分(おく時間、冷ます時間は除く)

1 鶏肉は皮を除いて厚みを均一にし、Aをすり込み、耐熱性のポリ袋に入れる。

2 トマトはいちょう切りにする。玉ねぎは薄切りにし、塩少々(分量外)でもんでしんなりしたら水けをしぼる。ルッコラは2〜3cm長さに切る。

3 鍋に1とかぶるくらいの水を入れ、落としぶたとふたをして沸騰させる。火を止めて15分ほどおき、取り出して冷ます。蒸し汁大さじ2はBと合わせておく。

4 3を食べやすく切って器に盛り、2を添えて合わせたBをかける。
(夏梅)

221kcal　塩分1.9g

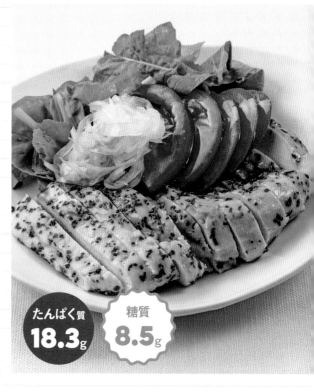

たんぱく質 **18.3g** 糖質 **8.5g**

じっくり火を通してやわらかく

鶏肉のみそ漬け焼き

材料(2人分)

鶏むね肉…1枚(200g)
A 白みそ…40g
　砂糖、みりん
　　…各大さじ1
　酒…大さじ½
　塩…小さじ¼

サラダ油…少々
サラダ菜、白髪ねぎ、
　ミニトマト…各適量

作り方 40分(おく、冷ます時間は除く)

1 鶏肉は皮目にフォークで数か所穴を開ける。ラップを広げ、合わせたAをぬり、鶏肉をのせてぴったりと包み、ひと晩おく。

2 フライパンにサラダ油を熱し、1のみそをぬぐって入れ、両面焼く。

3 160℃に予熱したオーブンで30分焼き、アルミホイルに包んで冷ます。食べやすく切って器に盛り、サラダ菜、白髪ねぎ、ミニトマトを添える。

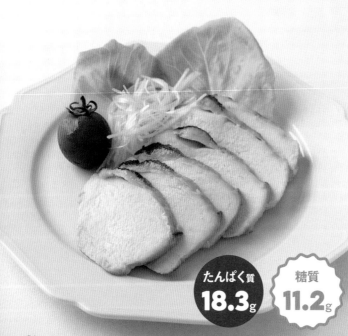

たんぱく質 **18.3g** 糖質 **11.2g**

180kcal　塩分0.9g

鶏肉の塩麹炒め

塩麹が具材をやさしくまとめる

たんぱく質 **18.2**g　糖質 **11.1**g

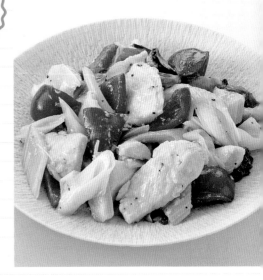

材料 (2人分)

鶏むね肉…1枚 (200g)
セロリ…1本
パプリカ (赤)…½個
長ねぎ…½本
しょうがの薄切り…1片分
ごま油…大さじ1
塩、こしょう…各少々
A 塩麹、酒
　　…各大さじ1
　　粗びき黒こしょう
　　…少々

作り方 15分 (おく時間は除く)

1 鶏肉は、そぎ切りにして塩、こしょうをふる。

2 セロリは茎は乱切り、葉はざく切りにする。パプリカは乱切り、長ねぎは斜め切りにする。

3 フライパンにごま油、しょうがを入れて中火で熱し、香りが立ったら1を加えて炒める。肉の色が変わったら2を加えて炒め、野菜がしんなりとしたら合わせたAを加えてさっと炒め合わせる。

239kcal　塩分1.4g

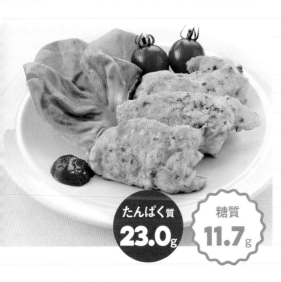

子どももよろこぶ人気のおかず！

鶏肉のチーズピカタ

たんぱく質 **23.0**g　糖質 **11.7**g

材料 (2人分)

鶏むね肉…1枚 (200g)
塩、こしょう…各適量
白ワイン…大さじ1
小麦粉…適量
A 溶き卵…1個分
　　粉チーズ…大さじ1½
　　パセリのみじん切り
　　…大さじ½
バター…10g
トマトケチャップ、サラダ菜、
　　ミニトマト…各適量

作り方 15分

1 鶏肉はそぎ切りにし、塩、こしょうを強めにふり、白ワインをふって小麦粉を薄くまぶす。

2 ボウルにAを混ぜ合わせ、1をくぐらせる。

3 フライパンにバターを中火で溶かし、2を両面こんがりと焼き、器に盛ってケチャップ、サラダ菜、ミニトマトを添える。

264kcal　塩分1.2g

ローリエがほのかに香る

ジューシー鶏ハム

材料 (2人分)

鶏むね肉 (皮なし)
　　…1枚 (200g)
A ローリエ…1枚
　　水…1カップ
　　塩、砂糖…各大さじ½
　　こしょう…少々
グリーンリーフ…適量

作り方 15分 (冷ます、おく、あら熱をとる時間は除く)

1 鍋にAをひと煮立ちさせて冷まし、保存袋に鶏肉とともに入れてひと晩おく。

2 肉を取り出してさっと洗い、ラップで棒状に巻き、さらにアルミホイルで巻いて両端をひねってとめる。

3 鍋に湯を沸かして2を入れ、再び煮立ったら火を止め、ふたをして余熱で火を通す。あら熱がとれたら取り出し、食べやすく切って器に盛り、グリーンリーフを添える。

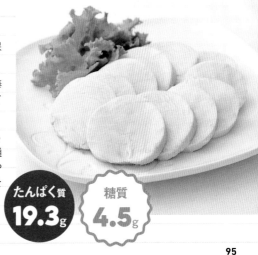

たんぱく質 **19.3**g　糖質 **4.5**g

110kcal　塩分1.9g

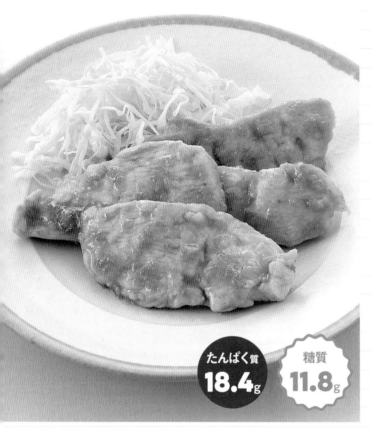

豚肉で作るよりもヘルシー！

鶏肉のしょうが焼き

材料 (2人分)

鶏むね肉…1枚 (200g)

A | 酒…大さじ1½
　　| 小麦粉…適量
　　| 塩、こしょう…各少々

サラダ油…大さじ½

B | 玉ねぎのすりおろし…⅛個分
　　| しょうがのすりおろし…1片分
　　| しょうゆ、みりん…各大さじ1
　　| 酢…小さじ1

キャベツのせん切り…適量

作り方 18分

1 鶏肉は1cm幅のそぎ切りにしてラップにはさんでめん棒などでたたき、**A**をそれぞれすり込む。

2 フライパンにサラダ油を中火で熱し、**1**を両面焼いて一度取り出す。合わせた**B**を入れて煮詰めたら肉を戻し入れてからめる。

3 **2**を器に盛り、キャベツを添える。

220kcal 塩分1.6g

たんぱく質 **18.4**g 糖質 **11.8**g

衣を薄くして糖質を抑えて

あっさり塩から揚げ

材料 (2人分)

鶏むね肉…1枚 (200g)

A | しょうがのすりおろし…1片分
　　| 酒…大さじ3
　　| 塩…小さじ½
　　| こしょう…少々

片栗粉、揚げ油…各適量

パセリ、レモンのくし形切り…各適量

作り方 15分

1 鶏肉はひと口大に切り、ポリ袋に入れて**A**をもみ込む。

2 **1**の汁けをきり、片栗粉を薄くまぶして170℃の揚げ油で1分30秒揚げ、網にあげて5分おく。

3 180℃に温度を上げた揚げ油で**2**を1分ほど揚げ、油をきって器に盛り、パセリ、レモンを添える。

221kcal 塩分1.6g

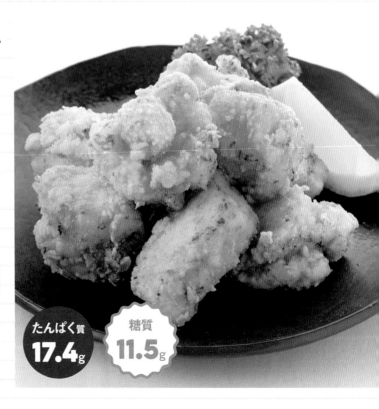

たんぱく質 **17.4**g 糖質 **11.5**g

甘じょっぱいソースで満足感アップ
チキンソテーの オニオンソースがけ

たんぱく質 **18.4**g
糖質 **11.3**g

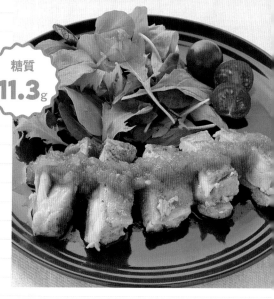

材料(2人分)

鶏むね肉…1枚(200g)
塩、こしょう、サラダ油
…各少々
A 玉ねぎのすりおろし
　…⅓個分
　しょうゆ…大さじ1
　みりん…大さじ½
　はちみつ…小さじ½
　にんにくのすりおろし
　…少々
ベビーリーフ、ミニトマト
…各適量

作り方 15分

1 鶏肉は皮目をフォークで数か所刺し、半分に切って塩、こしょうをふる。

2 フライパンにサラダ油を中火で熱し、1を皮目から両面こんがりと焼き、食べやすく切って器に盛る。

3 同じフライパンにAを入れてかるく煮詰め、2にかけてベビーリーフ、ミニトマトを添える。

179kcal　塩分1.7g

たんぱく質 **19.3**g
糖質 **8.8**g

さっぱり味がうれしい!
鶏とキャベツの塩昆布炒め

材料(2人分)

鶏むね肉…1枚(200g)
キャベツ…2枚
グリーンアスパラガス…2本
しょうがのみじん切り
　…1片分
A 酒…小さじ2
　塩…少々
バター…5g
塩昆布…10g
酒…大さじ½
こしょう…少々
白いりごま…適量

作り方 15分

1 鶏肉はそぎ切りにし、Aをまぶす。キャベツはざく切り、アスパラは斜め切りにする。

2 フライパンにバターを溶かし、しょうがを入れて香りが立ったら鶏肉を加えて炒める。肉に火が通ったら1の野菜を炒め、塩昆布、酒の順に加えて炒め合わせる。

3 こしょうで味を調え、器に盛ってごまをふる。

194kcal　塩分1.3g

白みそが鶏の旨みを引き立てる
鶏肉の白みそ焼き

たんぱく質 **18.5**g
糖質 **11.6**g

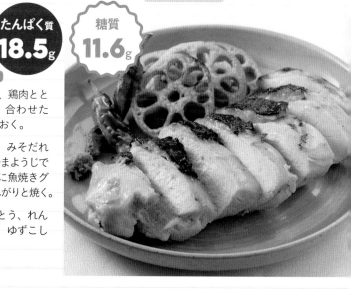

材料(2人分)

鶏むね肉…1枚(200g)
れんこん…50g
ししとう…2本
A 白みそ…20g
　酒、みりん
　…各大さじ1
　粗びき黒こしょう
　…適量
ゆずこしょう…適量

作り方 15分(おく時間は除く)

1 れんこんは輪切りにし、鶏肉とともにポリ袋に入れる。合わせたAをもみ込んでひと晩おく。

2 1から具材を取り出し、みそだれをぬぐう。ししとうはつまようじで数か所穴を開け、ともに魚焼きグリルに並べ、両面をこんがりと焼く。

3 鶏肉を切り分け、ししとう、れんこんとともに器に盛り、ゆずこしょうを添える。

180kcal　塩分1.2g

鶏肉 ささみ

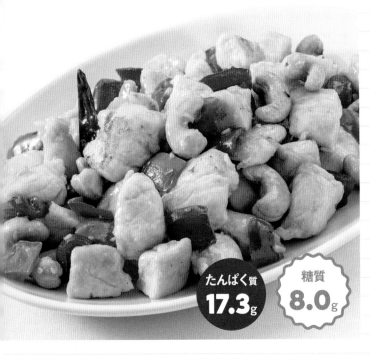

たんぱく質 **17.3**g　糖質 **8.0**g

ささみで作るお手軽中華

ささみの
カシューナッツ炒め

材料 (2人分)

ささみ…4本 (160g)
ピーマン (赤・緑) …各1個
しょうがのみじん切り
　…1片分
赤とうがらし (種を除く)
　…1本
A｜酒…大さじ1
　｜片栗粉…大さじ½
　｜塩…少々

サラダ油…大さじ½
カシューナッツ
　(素焼き) …20g
B｜水…大さじ1
　｜鶏ガラスープの素
　｜　…小さじ½
　｜塩…少々

作り方 18分

1 ささみは筋を除いて2cm角に切り、Aをもみ込む。ピーマンは1cm角に切る。

2 フライパンにサラダ油を中火で熱し、しょうが、赤とうがらし、1を入れて肉の色が変わるまで炒める。

3 2にカシューナッツを加え、合わせたBを加え、炒め合わせる。

190kcal　塩分1.0g

たっぷりのアボカドでコクをアップ

鶏肉の
わさびじょうゆ炒め

材料 (2人分)

ささみ…4本 (160g)
アボカド…1個
パプリカ (黄) …½個
塩、粗びき黒こしょう
　…各少々
サラダ油、酒…各大さじ½

A｜しょうゆ…大さじ1
　｜練りわさび…小さじ½
　｜にんにくのすりおろし
　｜　…少々

作り方 15分

1 ささみは筋を除いてそぎ切りにし、塩、粗びき黒こしょうをふる。

2 アボカド、パプリカは1.5cm角に切る。

3 フライパンにサラダ油を中火で熱して1を焼いて火を通し、酒を加えてアルコールをとばす。2、合わせたAを加えて炒め合わせる。

252kcal　塩分1.7g

たんぱく質 **16.9**g　糖質 **9.1**g

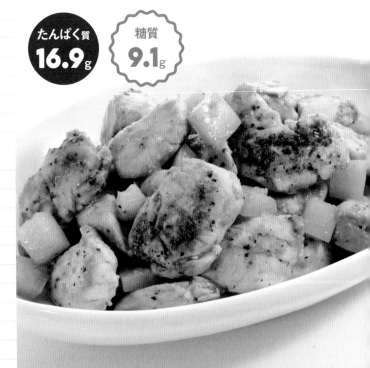

おつまみにもぴったり！
ささみ明太ロール

たんぱく質 **18.0**g　糖質 **3.3**g

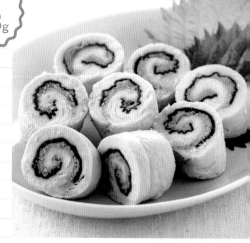

材料(2人分)
ささみ…4本(160g)
からし明太子…½腹
焼きのり(全型)…½枚
酒…少々
青じそ…適量

作り方 18分(あら熱をとる時間は除く)

1 ささみは筋を除いて観音開きにし、めん棒でのばして酒をふる。

2 からし明太子は薄皮を除き、焼きのりは4等分に切る。

3 1にのりを等分にのせて明太子を等分にぬる。鶏肉の細い方からくるくると巻き、ラップに包んで形を整える。全部で4本作る。

4 3を耐熱容器に並べ、電子レンジで5分加熱し、あら熱がとれたら食べやすく切って、青じそとともに器に盛る。

96kcal　塩分0.9g

加熱はオーブンにおまかせ
ささみの包み焼き

たんぱく質 **9.4**g　糖質 **8.8**g

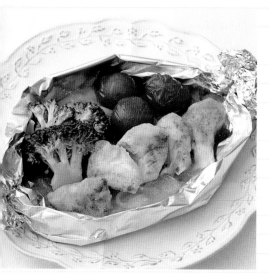

材料(2人分)
ささみ…2本(80g)
玉ねぎ…½個
ブロッコリー…60g(正味)
ミニトマト…6個
塩、こしょう…各少々
A｜ 酒…大さじ2
　　 顆粒コンソメスープの素
　　　…小さじ1
バター…20g

作り方 30分

1 ささみは筋を除いてそぎ切りにし、塩、こしょうをふる。玉ねぎは薄切りにし、ブロッコリーは小房に分ける。

2 アルミホイル1枚に玉ねぎの½量を敷き、ささみ1本分を並べ、ミニトマト、ブロッコリーの½量をのせる。Aの½量をふってバター10gをのせて包む。全部で2個作る。

3 200℃に予熱したオーブンで15〜20分焼く。

163kcal　塩分1.2g

マスタードがさわやかな肉ロール
ささみチーズ巻き

たんぱく質 **20.3**g　糖質 **5.3**g

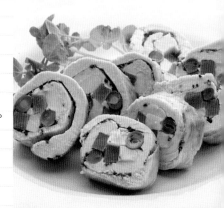

材料(2人分)
ささみ…4本(160g)
プロセスチーズ、
　にんじん…各40g
さやいんげん…4本
粒マスタード…小さじ4
サラダ油…大さじ½
白ワイン…大さじ1
クレソン…適量

作り方 15分

1 ささみは筋を除いて厚みを均一にし、ラップではさんで薄くのばし、粒マスタードを等分にぬる。

2 チーズ、にんじんは棒状に切り、さやいんげんは2等分に切る。それぞれ1に等分にのせて巻く。全部で4本作る。

3 フライパンにサラダ油を中火で熱し、2を転がしながら焼き、白ワインを加えてふたをし、蒸し焼きにする。器に盛り、クレソンを添える。

204kcal　塩分1.1g

鶏肉
鶏手羽先・鶏手羽元・鶏皮・鶏レバー・鶏砂肝

焼き目をつけて香ばしさをプラス
手羽先の烏龍茶煮

たんぱく質 **12.9**g　糖質 **11.8**g

材料 (2人分)

鶏手羽先…**4本**(200g)
里いも…100g
うずらの卵(水煮)…4個

A | 烏龍茶…¾カップ
　 | 酒…¼カップ
　 | しょうゆ…大さじ1
　 | 砂糖、みりん…各大さじ½
　 | こしょう…少々
　 | 赤とうがらし(種を除く)…1本

作り方 25分

1 鶏手羽先は魚焼きグリルでこんがりと表面を焼き、里いもは皮ごと洗ってゆで、皮をむいて半分に切る。

2 鍋にAを煮立て、1、うずらの卵を加え、落としぶたをして汁けがなくなるまで煮る。

234kcal　塩分1.5g

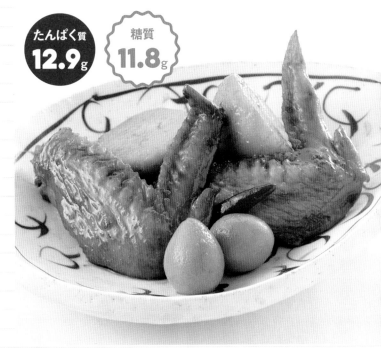

たんぱく質 **18.9**g　糖質 **7.0**g

シンプルな煮込みで
素材の旨みと甘さを引き出す
手羽元のスープ煮

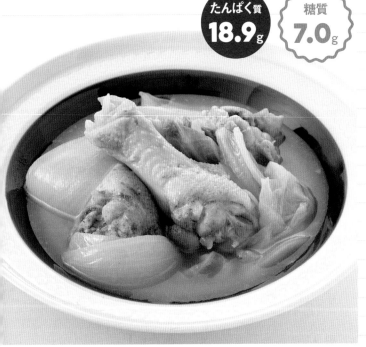

材料 (2人分)

鶏手羽元 …**6本**(300g)　　サラダ油…大さじ½
白菜…⅛個　　　　　　A | 水…1カップ
玉ねぎ…½個　　　　　　 | 顆粒コンソメスープの
塩、こしょう…各適量　　　 | 素…小さじ1

作り方 75分

1 鶏手羽元は塩、こしょう各少々をふる。白菜はざく切り、玉ねぎはくし形切りにする。

2 鍋にサラダ油を中火で熱して鶏肉の表面を焼き、Aを加え、白菜の芯、玉ねぎ、白菜の葉の順に加える。

3 煮立ったらふたをして弱火で1時間ほど煮て、塩、こしょう各適量で味を調える。

252kcal　塩分1.7g

パリパリ食感がやみつき
鶏皮ギョウザ

たんぱく質 19.6g　**糖質 6.6g**

材料(2人分)
鶏皮(10cm角)…8枚
鶏ひき肉…200g
長ねぎのみじん切り
　…½本分
A｜オイスターソース
　　…大さじ½
　｜塩、こしょう
　　…各少々
サラダ油…大さじ1
サニーレタス、レモンの
　くし形切り…各適量

作り方 [30分]
1 ボウルにひき肉、長ねぎ、Aを練り混ぜる。
2 鶏皮を広げて1を等分にのせ、俵形に成形して巻き、巻き終わりをつまようじでとめる。全部で8個作る。
3 フライパンにサラダ油を弱火で熱し、2の全面をこんがりと焼いて火を通す。つまようじをはずして器に盛り、サニーレタス、レモンを添える。

628kcal　塩分1.0g

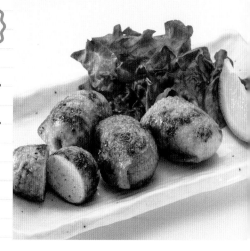

たんぱく質 13.0g　**糖質 7.3g**

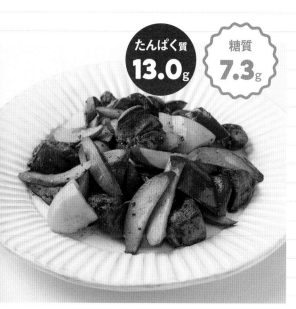

新鮮なレバーで作りたいあっさり炒め
鶏レバーときゅうりの黒こしょう炒め

材料(2人分)
鶏レバー…150g
きゅうり…1本
パプリカ(赤・黄)…各¼個
ごま油…大さじ½
A｜酒、しょうゆ
　　…各大さじ½
　｜鶏ガラスープの素
　　…小さじ½
粗びき黒こしょう…適量

作り方 [15分]
1 鶏レバーは流水で洗って水けをふき、食べやすい大きさに切る。きゅうりは縦半分に切って斜め薄切りに、パプリカは乱切りにする。
2 フライパンにごま油を中火で熱して1を炒める。
3 2に合わせたAを加えて炒め合わせ、器に盛って粗びき黒こしょうをたっぷりとふる。

131kcal　塩分1.2g

レモンをたっぷりとかけてどうぞ
砂肝とにんにくの芽のレモン炒め

たんぱく質 12.0g　**糖質 4.6g**

材料(2人分)
鶏砂肝…150g
にんにくの芽…50g
ごま油…大さじ½
塩…小さじ⅙
こしょう…少々
レモンのくし形切り
　…適量

作り方 [15分]
1 鶏砂肝は1個を2つに切り分けて白い皮を除き、切り込みを入れる。にんにくの芽は4cm長さに切る。
2 フライパンにごま油を中火で熱し、鶏砂肝を炒める。色が変わったらにんにくの芽を加えて炒め、しんなりとしてきたら塩、こしょうをふる。器に盛り、レモンを添える。

107kcal　塩分0.6g

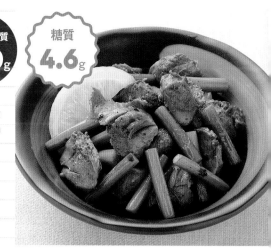

豚肉

糖質をエネルギーに変える働きをするビタミンB₁がたっぷり含まれています。豚こま切れ肉などは、なるべく脂身が少ないものを選ぶと脂質が抑えられます。

豚こま切れ肉

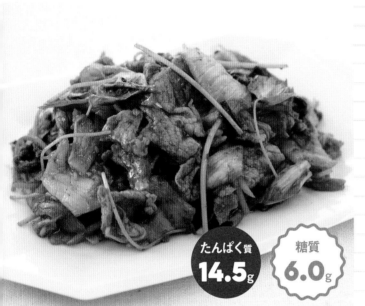

たんぱく質 14.5g　**糖質 6.0g**

さわやかなみつばの香りがアクセント

豚肉とみつばの キムチ炒め

材料（2人分）
豚こま切れ肉…150g　ごま油…大さじ½
白菜キムチ…150g　**A** 酒…大さじ1
みつば…½束　　　　　 しょうゆ…少々

作り方 **10分**

1 キムチは汁けをしぼって2cm長さのざく切りにする。キムチの漬け汁大さじ2はとっておく。みつばは4cm長さに切る。

2 フライパンにごま油を強火で熱して豚肉を炒め、色が変わったら、キムチの漬け汁、**A**を加えて煮からめる。

3 キムチを加えてさっと炒め、火を止めてみつばを加えて混ぜ合わせる。

189kcal　塩分2.3g

具材と調味料をのせたら、あとはフライパンにおまかせ！

豚こまの中華風 フライパン蒸し

材料（2人分）
豚こま切れ肉…150g
キャベツ…2枚
味つけザーサイ…20g
A 酒…大さじ1
　　鶏ガラスープの素…小さじ½
　　塩、こしょう…各少々

作り方 **18分**

1 キャベツは3cm角に切り、ザーサイは粗みじん切りにする。

2 フライパンにキャベツ、豚肉、キャベツ、豚肉の順に½量ずつ重ねる。ザーサイをのせ、合わせた**A**をかけたら、ふたをして中火で10分ほど蒸し焼きにする。

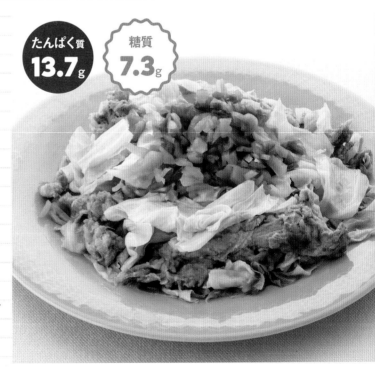

たんぱく質 13.7g　**糖質 7.3g**

160kcal　塩分1.4g

豚とごぼうのゆずこしょう煮

ゆずこしょうでいつもと違った煮ものに

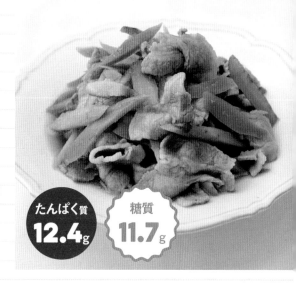

たんぱく質 **12.4**g
糖質 **11.7**g

材料(2人分)
豚こま切れ肉…130g
ごぼう…½本
にんじん…⅓本
A だし汁…1カップ
　しょうゆ、酒
　　…各大さじ1
　ゆずこしょう、砂糖
　　…各小さじ1

作り方 20分
1 ごぼう、にんじんは大きめのささがきにする。

2 鍋にAを煮立て、豚肉を加えて中火で煮る。アクを除いて1を加え、煮汁が少なくなるまで煮る。

165kcal　塩分2.1g

豚肉とたくあんの炒めもの

コリコリ食感が楽しい!

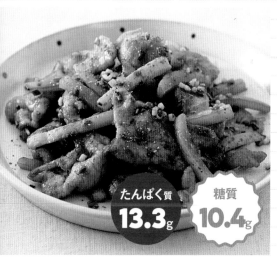

たんぱく質 **13.3**g
糖質 **10.4**g

材料(2人分)
豚こま切れ肉…150g
たくあん…50g
A 酒、片栗粉…各小さじ1
　塩、こしょう…各少々
ごま油…大さじ½
B みりん、砂糖、しょうゆ
　　…各大さじ½
小ねぎの小口切り、
　七味とうがらし…各適量

作り方 10分
1 豚肉はAをもみ込む。たくあんは拍子木切りにする。

2 フライパンにごま油を中火で熱して豚肉を炒め、色が変わったらたくあんを加えて炒める。

3 2に合わせたBを加えて炒め、器に盛り、小ねぎを散らして七味とうがらしをふる。

197kcal　塩分1.6g

豚肉とパプリカののり炒め

パプリカと佃煮の意外なコンビ

たんぱく質 **14.3**g
糖質 **9.9**g

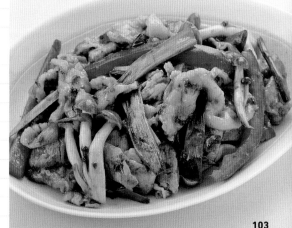

材料(2人分)
豚こま切れ肉…150g
パプリカ(赤)…½個
しめじ…¼パック(25g)
にら…¼束
A 酒、片栗粉
　　…各小さじ1
ごま油…大さじ½
B 酒…大さじ1½
　のりの佃煮…大さじ1

作り方 20分
1 豚肉はひと口大に切り、Aをもみ込む。パプリカは細切りにし、しめじはほぐし、にらは4cm長さに切る。

2 フライパンにごま油を中火で熱して1の豚肉を炒め、色が変わったら1の野菜を順に加えて炒める。

3 2に合わせたBを加えて炒め合わせる。

207kcal　塩分0.6g

豚肉 豚薄切り肉

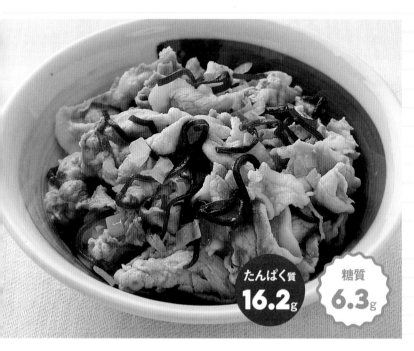

肉をゆでて混ぜるだけ！

豚しゃぶの
ねぎ塩昆布あえ

材料(2人分)
豚もも薄切り肉(しゃぶしゃぶ用)
…180g
酒…大さじ1
A ┌ 長ねぎの粗みじん切り…¼本分
　　│ 塩昆布…10g
　　└ ごま油…大さじ1

作り方 8分(あら熱をとる時間は除く)

1 熱湯に酒を加えて豚肉をゆで、
ざるにあげてあら熱をとる。

2 ボウルに**A**を混ぜ合わせ、**1**を
加えてあえる。

たんぱく質 **16.2**g　糖質 **6.3**g

229kcal　塩分1.0g

ザーサイでお手軽中華風

豚肉のザーサイ炒め

たんぱく質 **13.8**g　糖質 **7.4**g

材料(2人分)
豚もも薄切り肉…150g
味つけザーサイ…40g
長ねぎ…½本
A ┌ 酒、しょうゆ、ごま油、片栗粉
　　└ …各小さじ½
ごま油…大さじ1
B ┌ 紹興酒、水…各大さじ1
　　│ しょうゆ…小さじ1
　　└ こしょう…少々
白いりごま…適量

作り方 20分

1 豚肉は**A**をもみ込む。

2 ザーサイは細切りに、長ねぎは5cm長さに切
ってから縦4等分に切る。

3 フライパンにごま油を中火で熱し、**1**を炒め、
色が変わったら**2**を加えてさらに炒める。合
わせた**B**を加えてからめ、器に盛ってごま
をふる。

239kcal　塩分2.0g

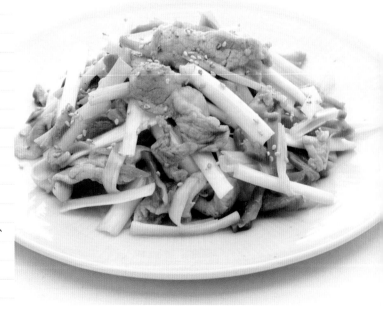

疲れたときに食べたいスタミナおかず

豚肉とにんにくの芽の
オイスター炒め

たんぱく質 14.0g　**糖質 11.2g**

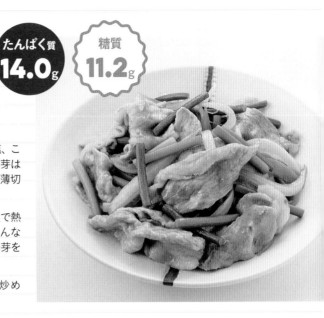

材料(2人分)
豚もも薄切り肉
　…150g
にんにくの芽…½束
玉ねぎ…¼個
塩、こしょう…各少々
ごま油…大さじ½
A｜酒、オイスターソース
　　…各大さじ1
　｜砂糖、しょうゆ
　　…各小さじ1

作り方 [12分]

1　豚肉は食べやすく切り、塩、こしょうをふる。にんにくの芽は4cm長さに切る。玉ねぎは薄切りにする。

2　フライパンにごま油を中火で熱して1の玉ねぎを炒め、しんなりしたら豚肉、にんにくの芽を加えて炒める。

3　2に合わせたAを加えて炒め合わせる。

`204kcal` `塩分1.8g`

お弁当にもちょうどいい

オクラとチーズの豚肉巻き

たんぱく質 15.2g　**糖質 9.2g**

材料(2人分)
豚ロース薄切り肉
　…6枚(120g)
オクラ…6本
スライスチーズ…2枚
塩、こしょう…各少々
サラダ油…小さじ1
A｜しょうゆ、みりん、
　　酒…各大さじ1
　｜砂糖…小さじ1

作り方 [20分]

1　豚肉は広げて塩、こしょうをふる。

2　チーズは3等分に切り、オクラはガクを除き、1にそれぞれ等分にのせて斜めに巻く。全部で6本作る。

3　フライパンにサラダ油を中火で熱して2の巻き終わりを下にして並べ、全面に焼き色がついたらふたをして蒸し焼きにする。強火にして合わせたAを加えて煮からめる。

`275kcal` `塩分2.1g`

豚バラから出る脂で旨みアップ

豚バラとブロッコリーの洋風炒め

たんぱく質 10.3g　**糖質 5.7g**

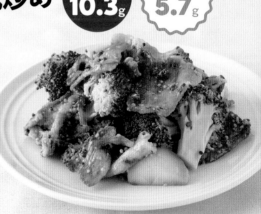

材料(2人分)
豚バラ薄切り肉
　…130g
ブロッコリー…½株
A｜粒マスタード
　　…大さじ1
　｜白ワイン…大さじ½
　｜はちみつ…小さじ½

作り方 [12分]

1　ブロッコリーは小房に分け、茎は皮をむいてひと口大に切る。耐熱容器に入れてふんわりとラップをし、電子レンジで3分加熱する。

2　豚肉は4cm長さに切り、フライパンを中火で熱してカリカリになるまで焼き、一度取り出す。

3　フライパンの余分な脂をふいて1を炒め、2を戻し入れて合わせたAを加えて炒め合わせる。

`284kcal` `塩分0.4g`

野菜をたっぷり巻いてヘルシーに

豚巻きキャベツレンジ蒸し

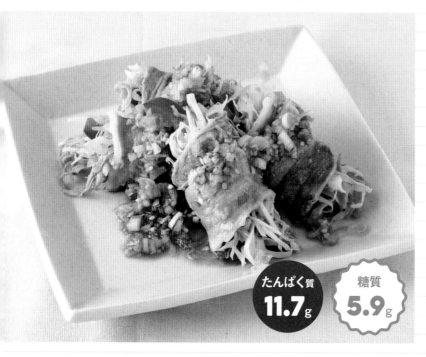

材料（2人分）

豚バラ薄切り肉…8枚(160g)
キャベツのせん切り…2枚分
パプリカ(赤)…¼個
塩、こしょう…各少々
酒…大さじ1

A 長ねぎの粗みじん切り…¼本分
　　ポン酢しょうゆ…大さじ1
　　白いりごま…小さじ½

作り方 15分

1 豚肉は塩、こしょうをふる。パ
　プリカは細切りにする。

2 豚肉に、パプリカ、キャベツを
　等分にのせて巻いて全部で8つ
　作り、耐熱容器に並べる。酒を
　ふり、ふんわりとラップをして
　電子レンジで5分加熱し、器に
　盛る。

3 ボウルに**A**を混ぜ合わせ、**2**に
　かける。

337kcal　塩分1.0g

たんぱく質 **11.7**g　　糖質 **5.9**g

糖質の低い野菜を巻いて

アスパラとエリンギの豚巻き照り焼き

材料（2人分）

豚バラ薄切り肉…8枚(160g)
グリーンアスパラガス…2本
エリンギ…1本
ごま油…小さじ1
塩…小さじ⅙
粗びき黒こしょう…少々

作り方 15分

1 アスパラは半分の長さに切る。
　エリンギは4つ割りにする。

2 豚肉1枚に、**1**をどちらか1切
　れのせ、らせん状に巻く。全部
　で8本作る。

3 フライパンにごま油を中火で熱
　し、**2**の巻き終わりを下にして
　こんがりと焼く。塩をふってか
　らめ、器に盛り、粗びき黒こし
　ょうをふる。

327kcal　塩分0.6g

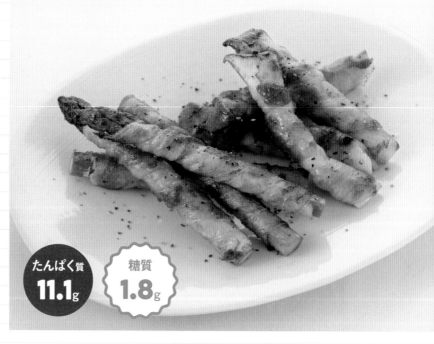

たんぱく質 **11.1**g　　糖質 **1.8**g

豚の旨みをポン酢であっさりいただく

豚バラの長ねぎロール

たんぱく質 **16.8**g　糖質 **7.6**g

材料(2人分)
豚バラ薄切り肉
　…**12枚**(240g)
長ねぎ(白い部分)…2本分
青じそ…10枚
塩、こしょう…各適量
サラダ油…大さじ½
ポン酢しょうゆ…大さじ1

作り方 20分

1 豚肉は半分に切って塩、こしょう各少々をふる。長ねぎは斜めに切り込みを入れて1本を4等分に切る。

2 豚肉を3切れ、少し重ねて広げ、青じそ1枚、長ねぎ1切れをのせて巻く。全部で8つ作る。

3 フライパンにサラダ油を中火で熱し、2の巻き終わりを下にしてこんがりと焼く。ふたをして3分ほど蒸し焼きにしたらポン酢しょうゆを回し入れ、塩、こしょう各少々で味を調える。残りの青じそを敷いた器に盛る。

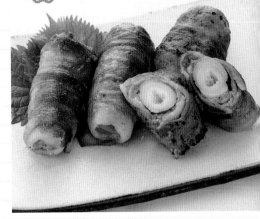

511kcal 塩分1.3g

たんぱく質 **14.1**g　糖質 **6.4**g

だしを効かせて香り豊かに

豚肉と水菜のあっさり煮

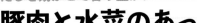

材料(2人分)
豚バラ薄切り肉…200g
水菜…½束
だし汁…1カップ
A｜砂糖、酒、みりん、
　｜薄口しょうゆ
　｜…各大さじ½
塩…少々
しょうがのせん切り…1片分

作り方 10分

1 豚肉は食べやすい長さに切り、水菜は5cm長さに切る。

2 鍋にだし汁を沸かし、豚肉を入れる。アクを除いてAを加えて煮立てる。

3 水菜を加えて火を止め、塩で味を調える。器に盛り、しょうがをのせる。

406kcal 塩分1.2g

野菜のシャキシャキ食感をいかして

豚バラと豆苗の中華炒め

たんぱく質 **10.9**g　糖質 **4.7**g

材料(2人分)
豚バラ薄切り肉…150g
豆苗…½袋(42.5g)
もやし…¼袋(正味50g)
しょうがのみじん切り…1片分
塩、こしょう…各少々
ごま油…大さじ½
A｜オイスターソース、酒
　｜…各小さじ2
　｜砂糖、しょうゆ
　｜…各小さじ1

作り方 8分

1 豚肉はひと口大に切り、塩、こしょうをふる。

2 フライパンにごま油、しょうがを中火で熱して香りが立ったら1を炒める。色が変わったら豆苗、もやしを加えて炒める。

3 2に合わせたAを加えて炒め合わせる。

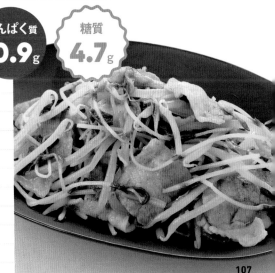

336kcal 塩分1.5g

豚肉 豚厚切り肉・豚かたまり肉

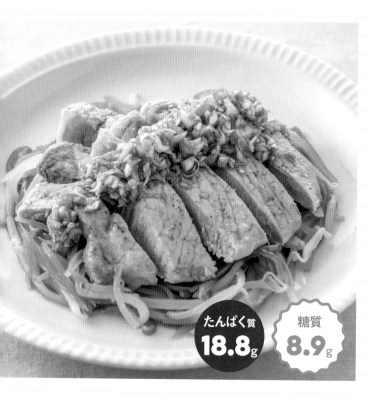

たんぱく質 18.8g　**糖質 8.9g**

冷蔵庫にある野菜で簡単にできる！

豚と野菜の さっぱり蒸し

材料 (2人分)

豚ロース厚切り肉…2枚 (200g)
にんじん…¼本
ピーマン…2個
もやし…½袋 (100g)
塩、こしょう…各少々
水…¼カップ
A｜長ねぎのみじん切り…½本分
　｜ポン酢しょうゆ…大さじ2

作り方 [12分]

1 豚肉は塩、こしょうをふる。にんじん、ピーマンは細切りにする。

2 フライパンにもやし、にんじん、ピーマンを入れて、その上に豚肉をのせる。水を加えてふたをし、中火で5〜7分蒸し焼きにする。

3 豚肉を食べやすく切って野菜とともに器に盛り、合わせたAをかける。

284kcal　塩分1.7g

セロリの香り豊かなごちそうメニュー

豚のソテー セロリソース

材料 (2人分)

豚ロース厚切り肉
…2枚 (200g)
セロリ…大½本
塩…適量

A｜オリーブ油…大さじ3
　｜粉チーズ…大さじ1
　｜粒マスタード、砂糖…各小さじ1
こしょう…少々
サラダ油…小さじ1
ミニトマト…適量

作り方 [15分]

1 セロリはすじを除き、茎と葉 (少量) を粗みじん切りにして、塩少々をふる。しんなりしたら水けをきり、合わせたAに加えて混ぜる。

2 豚肉は筋切りをし、塩、こしょう各少々を焼く直前にふる。

3 フライパンにサラダ油を中火で熱し、2を両面カリッとするまで焼き、弱火にしてさらに5〜6分焼く。器に盛り、1をかけて半分に切ったミニトマトを添える。(武蔵)

486kcal　塩分0.6g

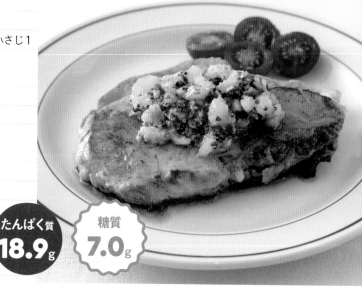

たんぱく質 18.9g　**糖質 7.0g**

108

ごはんにもよく合う甘みそ風味
豚肉のごまみそ照り焼き

たんぱく質 21.4g　**糖質 11.1g**

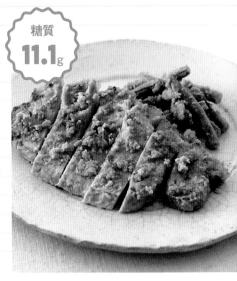

材料 (2人分)
豚ロース厚切り肉
　…2枚 (200g)
さやいんげん…½袋 (50g)
A 白練りごま…大さじ2
　　みそ、みりん…各大さじ1
B 酒、だし汁…各大さじ1
サラダ油…大さじ½

作り方　12分 (おく時間は除く)
1 豚肉の両面に、合わせた**A**をぬり、10分おく。さやいんげんは3等分に切る。
2 豚肉にぬったたれをぬぐってボウルに入れ、そのたれに**B**を加えて混ぜ合わせる。
3 フライパンにサラダ油を弱火で熱して**2**の豚肉を両面焼き、さやいんげんを加えて炒め、合わせた**B**を加えて全体にからめる。食べやすく切って器に盛る。

431kcal　塩分1.2g

たんぱく質 21.6g　**糖質 10.9g**

じっくり焼いて旨みを引き出す
豚肉のオーブン焼き

材料 (2人分)
豚ロースかたまり肉…250g
りんご…½個
A 塩…小さじ¼
　　にんにくのすりおろし、
　　　こしょう…各少々
ローズマリー…2枚
B オリーブ油
　　　…大さじ1½
　　白ワイン…大さじ1

作り方　55分
1 豚肉は**A**をすり込み、切り込みを入れる。りんごは皮ごと8mm幅の半月切りにし、豚肉にはさんでローズマリーをのせる。
2 **1**をたこ糸でしばって耐熱容器にのせ、合わせた**B**をかける。
3 **2**を200℃に予熱したオーブンで40分焼く (途中、何度か焼き汁をすくって肉にかける)。

438kcal　塩分0.9g

オイスターソースの香りがたまらない
中華風ポークソテー

たんぱく質 18.4g　**糖質 9.8g**

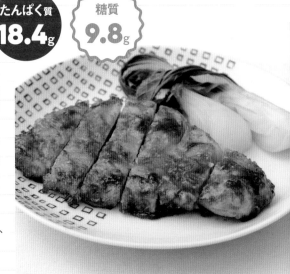

材料 (2人分)
豚ロース厚切り肉
　…2枚 (200g)
チンゲン菜…1株
塩、こしょう…各少々
片栗粉…適量
サラダ油…大さじ½
A オイスターソース、酒
　　　…各大さじ1
　　しょうゆ、砂糖
　　　…各大さじ½
　　しょうがのすりおろし
　　　…少々

作り方　10分
1 豚肉は塩、こしょうをふり、片栗粉を薄くまぶす。チンゲン菜は4つ割りにして塩ゆで (分量外) する。
2 フライパンにサラダ油を中火で熱して豚肉を両面こんがりと焼く。余分な油をペーパータオルでふき、合わせた**A**を加えてからめる。
3 **2**を食べやすく切って器に盛り、チンゲン菜を添える。

318kcal　塩分2.1g

さっぱりトマトがアクセント

豚のマスタードパン粉グリル

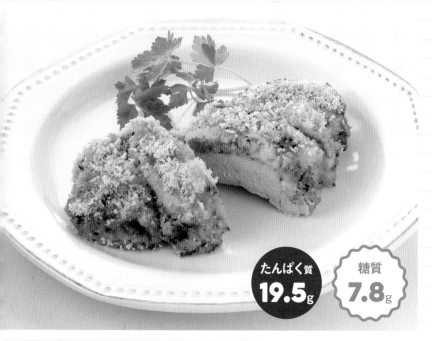

たんぱく質 **19.5**g

糖質 **7.8**g

材料（2人分）
豚ロース厚切り肉…2枚（200g）
トマト…½個
塩、こしょう…各少々
粒マスタード…大さじ1
A パン粉…大さじ2
粉チーズ…大さじ1
イタリアンパセリ…適量

作り方 25分

1 豚肉は筋切りをし、塩、こしょうをふり、粒マスタードを薄くぬる。

2 トマトは種を除いて粗みじん切りにする。1に等分にのせて、合わせた**A**をまぶす。

3 2をオーブントースターで15分焼く（途中、こげそうになったらアルミホイルをかぶせる）。食べやすく切って器に盛り、イタリアンパセリを添える。

298kcal　塩分0.8g

ごはんやめんにのせてもおいしい

ゆで豚

材料（2人分）
豚肩ロースかたまり肉…250g
A 水…3〜4カップ
塩…小さじ½
しょうがの皮…適量
長ねぎ（白い部分）…¼本
パクチー…1株
しょうがのせん切り…15g
B オイスターソース…大さじ1
酢、しょうゆ…各大さじ½

作り方 40分（冷ます時間は除く）

1 鍋に豚肉、**A**を入れて火にかけ、煮立ったら弱火にしてアクを除き、落としぶたとふたをして途中上下を返しながら30分ほど煮る。火を止め、そのまま冷ます（かたまった脂は除く）。

2 長ねぎは3cm長さの細切り、パクチーは2cm長さに切る。

3 1を薄切りにして器に盛り、合わせた**B**をかけ、しょうが、2を添える。（夏梅）

318kcal　塩分2.1g

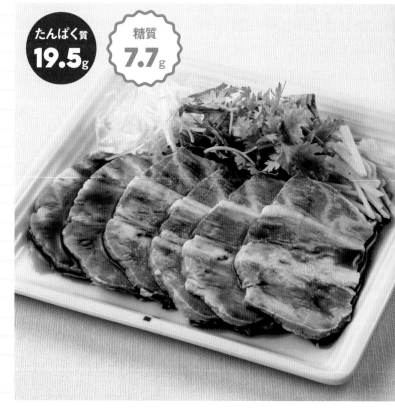

たんぱく質 **19.5**g

糖質 **7.7**g

豚ヒレの塩麹焼き

ひと晩おいてやわらかさ＆旨みアップ

たんぱく質 19.1g　**糖質 8.9g**

材料（2人分）

豚ヒレかたまり肉…200g
グリーンアスパラガス
　…1本
A｜塩麹、酒…各大さじ2
　｜しょうゆ…小さじ1
　｜にんにくのすりおろし
　　…小さじ½
小麦粉…適量
サラダ油…大さじ½

作り方 12分（おく時間は除く）

1　豚肉は1㎝幅に切ってポリ袋に入れ、Aを加えてもみ込み、冷蔵庫でひと晩おく。

2　1の漬け汁をぬぐい、小麦粉を薄くまぶす。アスパラははかまを除き、4等分に切る。

3　フライパンにサラダ油を弱めの中火で熱して、2をそれぞれ両面こんがりと焼く。

178kcal　塩分1.1g

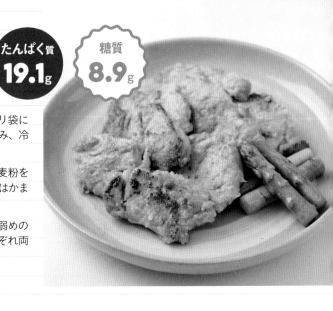

豚肉のごままぶし焼き

ごまの食感と香ばしさがあとをひく

たんぱく質 24.7g　**糖質 9.3g**

材料（2人分）

豚ヒレかたまり肉…200g
A｜酒、しょうゆ
　　…各大さじ1
小麦粉、溶き卵…各適量
B｜黒いりごま、白いりごま
　　…各大さじ2
サラダ油…大さじ½

作り方 20分（おく時間は除く）

1　豚肉は1.5㎝幅に切ってたたいてのばし、Aをもみ込んで10分ほどおく。

2　1に小麦粉、溶き卵、合わせたBの順に衣をつける。

3　フライパンにサラダ油を弱火で熱し、2を入れて両面じっくりと火を通す。

311kcal　塩分1.4g

豚ヒレのくずたたき梅だれ

冷たくしてさっぱりいただく

たんぱく質 19.1g　**糖質 10.8g**

材料（2人分）

豚ヒレかたまり肉…200g
水菜…¼束
長ねぎ…5㎝
梅干し…大1個
塩…少々
片栗粉…適量
A｜みりん、だし汁
　　…各小さじ2
　｜しょうゆ…小さじ½
　｜塩…少々

作り方 15分

1　豚肉は7㎜幅のそぎ切りにし、塩をふり、片栗粉を薄くまぶす。熱湯でゆで、氷水にとって冷まし、水けをきる。

2　水菜はざく切り、長ねぎは白髪ねぎにする。梅干しは種を除いてたたき、Aと合わせる。

3　器に2の野菜を敷き、1を盛り、Aの梅だれをかける。

156kcal　塩分1.3g

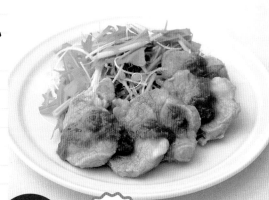

牛肉・ひき肉

牛肉は、他の肉類より脂質はやや高めですが、貧血を予防できる鉄分が含まれており女性にはうれしい食材。鶏、牛のひき肉は豚ひき肉より糖質が多めなので、使う量を加減して。

牛肉

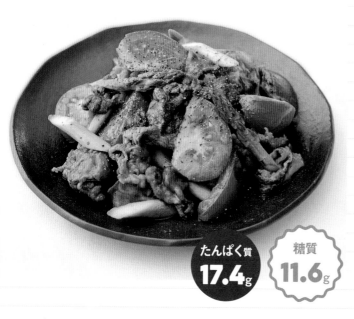

たんぱく質 17.4g　**糖質 11.6g**

食感を残したトマトがさっぱり
牛肉のトマト炒め

材料 (2人分)

牛こま切れ肉…200g	ごま油…大さじ½
トマト…小2個	**A** 酒…大さじ1
グリーンアスパラガス…4本	しょうゆ…大さじ½
塩、こしょう…各少々	粗びき黒こしょう…適量
片栗粉…小さじ1	

作り方 [10分]

1 牛肉は塩、こしょうをふり、片栗粉をまぶす。トマトは8等分のくし形切り、アスパラは斜め切りにする。

2 フライパンにごま油を中火で熱して1の牛肉を炒め、色が変わったら1の野菜を加えて手早く炒める。

3 2に合わせたAを加えて強火にしてからめ、器に盛り、粗びき黒こしょうをふる。

274kcal　塩分1.0g

牛こまでごちそうができちゃう
牛こまステーキ

材料 (2人分)

牛こま切れ肉…200g	サラダ油…小さじ1
ピーマン…1個	バター…15g
もやし…¼袋(50g)	**A** しょうゆ…大さじ1
塩、こしょう…各適量	みりん、赤ワイン…各大さじ½
小麦粉…大さじ1	

作り方 [20分]

1 ボウルに牛肉、塩、こしょう各少々、小麦粉を混ぜ合わせ、2等分にして小判形に成形する。ピーマンは細切りにする。

2 フライパンにサラダ油を中火で熱し、ピーマン、もやしを炒め、塩、こしょう各少々で味を調えて器に盛る。

3 同じフライパンにバター5gを弱めの中火で熱し、1の牛肉を両面焼いて器に盛る。バター10g、Aを入れて弱火で煮詰めて牛肉にかける。

309kcal　塩分2.0g

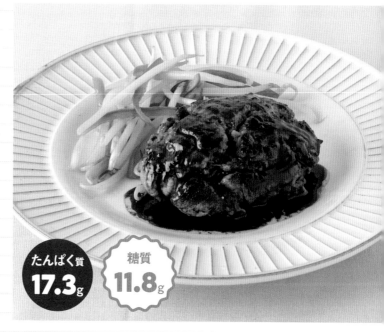

たんぱく質 17.3g　**糖質 11.8g**

クレソンの苦みがよく合う
牛肉とクレソンのカレーソテー

材料(2人分)

牛肩ロース薄切り肉
…150g
じゃがいも…1個
クレソン…½束
塩、こしょう…各少々
サラダ油…大さじ½
A ウスターソース
…大さじ1
カレー粉…小さじ½
塩…少々

作り方 10分

1 牛肉は細切りにし、塩、こしょうをふる。じゃがいもは細切りにする。

2 フライパンにサラダ油を中火で熱し、1を炒め、じゃがいもが透き通ってきたら、合わせたAを加えて炒め合わせる。

3 2に半分に切ったクレソンを加えてさっと炒める。

304kcal 塩分1.3g

たんぱく質 **11.3**g 糖質 **11.8**g

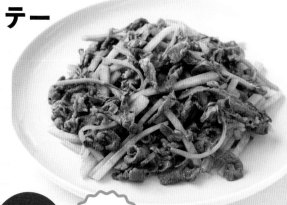

たんぱく質 **13.1**g 糖質 **5.5**g

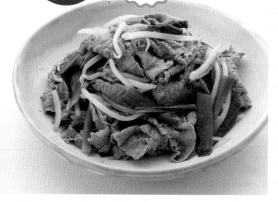

さっと作れてヘルシー！
牛しゃぶと野菜のポン酢あえ

材料(2人分)

牛もも薄切り肉…150g
にら…½束
もやし…½袋(100g)
A ポン酢しょうゆ
…大さじ1½
ごま油…大さじ½

作り方 12分

1 牛肉は酒大さじ1(分量外)を加えた熱湯でゆでて、水にとり水けをふく。

2 にらは4cm長さに切り、もやしとともに熱湯でゆでて、ざるにあげて水けをきる。

3 ボウルに1、2、Aを入れてあえる。

194kcal 塩分1.1g

彩りのよい野菜を使って
アスパラと
ヤングコーンの牛肉巻き

たんぱく質 **14.7**g 糖質 **11.3**g

材料(2人分)

牛もも薄切り肉
…8枚(160g)
グリーンアスパラガス
…4本
ヤングコーン(水煮)…8本
塩、こしょう、小麦粉
…各適量
サラダ油…大さじ½
A 酒、オイスターソース
…各大さじ1
砂糖…小さじ1

作り方 18分

1 アスパラはさっとゆでて半分に切る。

2 牛肉は塩、こしょう、小麦粉をふり、1、ヤングコーンを等分にのせて手前からきつく巻く。全部で8つ作る。

3 フライパンにサラダ油を中火で熱し、2の巻き終わりを下にして並べ、転がしながら焼く。合わせたAを加えて汁けがなくなるまで焼く。

235kcal 塩分1.4g

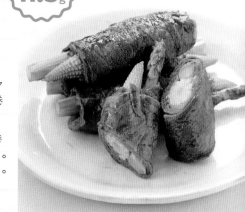

牛肉・ひき肉 ひき肉

たけのこの食感がイイ！
ほうれん草とたけのこのつくね

材料（2人分）
鶏ひき肉…150g
たけのこ（水煮）…100g
ほうれん草…¼束
A | しょうがのみじん切り…1片分
 | 酒…大さじ1
 | 片栗粉…小さじ½
 | 塩、こしょう…各少々
サラダ油…大さじ½
B | しょうゆ、水…各大さじ1
 | みりん…大さじ½
 | 砂糖…小さじ½

作り方 20分
1 たけのこ、ほうれん草はそれぞれ粗みじん切りにする。ボウルにひき肉、**A**とともに入れてよく練り混ぜる。4等分にし、短い割り箸に刺して棒状に成形する。
2 フライパンにサラダ油を中火で熱して1を両面焼き、ふたをして中まで火を通す。合わせた**B**を加えて煮からめる。

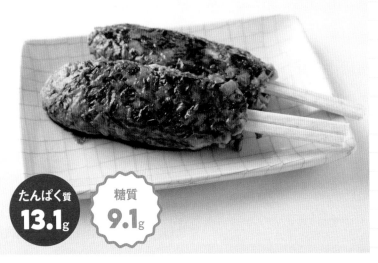

たんぱく質 **13.1**g　糖質 **9.1**g

210kcal　塩分1.6g

家にある漬けもので作ってもOK
高菜そぼろのレタス包み

材料（2人分）
鶏ひき肉…130g
高菜漬けの粗みじん切り…25g
しょうがのみじん切り…1片分
赤とうがらしの小口切り…1本分
ごま油…小さじ1
A | 酒…大さじ1
 | しょうゆ…大さじ½
レタス…¼個

たんぱく質 **10.3**g　糖質 **4.4**g

作り方 10分
1 フライパンにごま油、赤とうがらしを中火で熱してひき肉、高菜漬け、しょうがを加えて炒める。肉の色が変わったら合わせた**A**を加え、汁けがなくなるまで炒め合わせる。
2 レタスは1枚ずつ洗って水けをふき、大きいものはちぎって1とともに器に盛る。

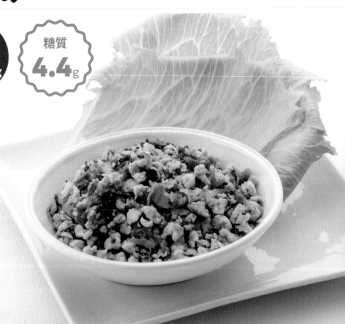

155kcal　塩分1.2g

とろりとしたなすがあんによくからむ

塩マーボーなす

たんぱく質 **12.7**g 糖質 **4.6**g

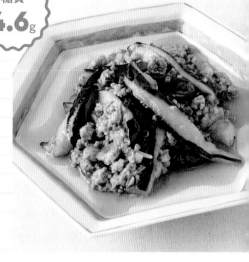

材料(2人分)
豚ひき肉…150g
なす…1本
揚げ油…適量
A｜長ねぎのみじん切り…10g
　｜しょうがのみじん切り、
　｜　にんにくのみじん切り…各1片分
　｜ごま油…大さじ1
　｜豆板醤…小さじ½
B｜鶏ガラスープ…½カップ
　｜酒…大さじ½
塩…小さじ¼
水溶き片栗粉…大さじ½
小ねぎの小口切り…適量

作り方 15分
1 なすは皮を縞目にむいてくし形切りにし、170℃の揚げ油で素揚げして油をきる。

2 フライパンにAを入れて中火で熱し、香りが立ったらひき肉を加えて炒める。

3 Bを加えてひと煮立ちさせ、1を加えて塩で味を調える。水溶き片栗粉でとろみをつけ、器に盛り、小ねぎを散らす。

291kcal　塩分1.1g

味つけはシンプルに

肉詰めピーマン

たんぱく質 **15.0**g 糖質 **7.5**g

材料(2人分)
豚ひき肉…150g
ピーマン…3個
A｜玉ねぎのみじん切り
　｜　…¼個分
　｜溶き卵…½個分
　｜パン粉…大さじ2
小麦粉…適量
サラダ油…大さじ½
B｜しょうゆ、練りがらし
　｜　…各適量

作り方 20分
1 ボウルにひき肉、Aを練り混ぜる。

2 ピーマンは縦半分に切ってヘタと種を除き、内側に小麦粉を薄くふり、1を等分に詰める。全部で6個作る。

3 フライパンにサラダ油を中火で熱して2を肉の面を下にして並べ、焼き色がついたら裏返す。ふたをして弱火にし、5分ほど蒸し焼きにする。器に盛り、Bを添える。

247kcal　塩分1.5g

蒸し焼きでキャベツの甘みが引き立つ

ひき肉とキャベツの重ね蒸し

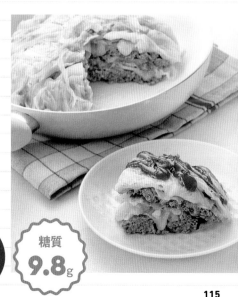

材料(2人分)
合いびき肉…200g
キャベツ、玉ねぎ
　…各¼個
A｜塩…小さじ¼
　｜ナツメグ、こしょう
　｜　…各少々
ピザ用チーズ…20g
白ワイン…大さじ2
トマトケチャップ、
　パセリのみじん切り
　…各適量

作り方 20分
1 キャベツ、玉ねぎはざく切りにする。合いびき肉はAと練り混ぜる。

2 フライパンに1の野菜、チーズ、1の肉だねの順に½量ずつ重ね、同様にもう一度重ねて二段にする。白ワインをふってふたをし、弱めの中火で10分ほど蒸し焼きにする。

3 2を裏返して器に盛り、ケチャップをかけ、パセリをふる。

309kcal　塩分1.4g

たんぱく質 **19.1**g 糖質 **9.8**g

魚介

魚介類は糖質、エネルギーが低めで、良質な動物性たんぱく質を含む優秀食材。青魚の脂にはEPAやDHAが豊富に含まれています。

切り身魚

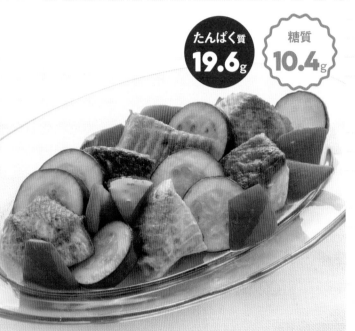

たんぱく質 19.6g　**糖質 10.4g**

冷たくしてもおいしい
さけと野菜のマリネ

材料（2人分）
生ざけ…2切れ (200g)
ズッキーニ…½本
パプリカ（赤）…½個
塩、こしょう…各少々
A | 白ワインビネガー…大さじ2
　　　レモン、オリーブ油…各大さじ1
　　　砂糖…小さじ2
　　　塩…少々
オリーブ油…大さじ1

作り方　15分（漬ける時間は除く）

1 さけは4等分に切り、塩、こしょうをふって5分おき、水けをふく。ズッキーニは輪切り、パプリカは乱切りにする。バットに**A**を合わせておく。

2 フライパンに½量のオリーブ油を中火で熱してさけを両面焼き、取り出して熱いうちに**A**に入れ、30分ほど漬ける。

3 同じフライパンに残りのオリーブ油を中火で熱して1の野菜を焼き、2に加える。

281kcal　塩分0.7g

大根おろしであっさりと
さけのおろし煮

材料（2人分）
甘塩ざけ…2切れ (200g)
大根…¼本
片栗粉、揚げ油…各適量
A | だし汁…¾カップ
　　　酒…大さじ1
　　　しょうゆ、砂糖…各小さじ½
　　　塩…少々
小ねぎの斜め切り…1本分

作り方　20分

1 さけは3等分のそぎ切りにし、片栗粉を薄くまぶして、170℃の揚げ油でカラッと揚げる。大根はすりおろして軽く水けをきる。

2 鍋に**A**を煮立て、1を加えてさっと煮る。器に盛り、小ねぎを散らす。

261kcal　塩分2.2g

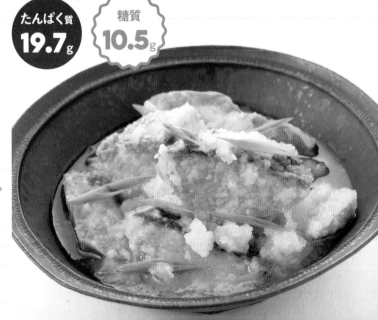

たんぱく質 19.7g　**糖質 10.5g**

キムチが野菜にしっかりしみ込む
かじきのキムチ蒸し

たんぱく質 **17.2**g　糖質 **7.5**g

材料（2人分）
めかじき
　…2切れ（200g）
にら…½束
白菜キムチ…70g
もやし…½袋（100g）
塩、こしょう…各少々
しょうゆ、酒
　…各大さじ½

作り方 15分

1 めかじきはひと口大に切って塩、こしょうをふる。にらは4cm長さに切る。キムチは食べやすく切る。

2 フライパンにもやし、にらを入れ、その上にめかじき、キムチをのせる。

3 しょうゆ、酒を回し入れてふたをし、中火で10分ほど蒸し焼きにする。

168kcal　塩分2.1g

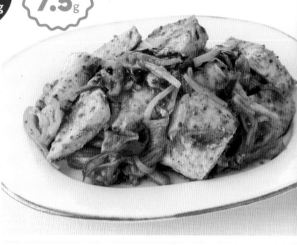

たんぱく質 **15.7**g　糖質 **8.8**g

さわやかな辛みがやみつきに
かじきのムニエル
サルサソース

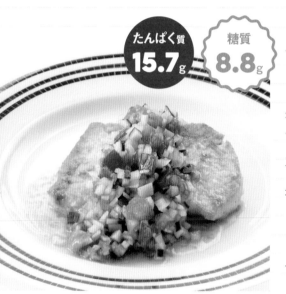

材料（2人分）
めかじき…2切れ（200g）
トマト…½個
玉ねぎ…⅛個
きゅうり…⅙本
塩、こしょう、小麦粉…各少々
A｜オリーブ油、レモン汁
　　…各大さじ1
　｜ホットペッパーソース、
　　塩、こしょう…各適量
サラダ油…大さじ½

作り方 15分

1 めかじきは塩、こしょうをふって小麦粉を薄くまぶす。

2 トマトは1cm角に切り、玉ねぎ、きゅうりはそれぞれ粗みじん切りにする。ボウルにAとともに混ぜ合わせる。

3 フライパンにサラダ油を中火で熱して1を両面こんがりと焼き、器に盛って2をかける。

252kcal　塩分1.0g

たっぷりのきのことしょうががおいしい！
たらのきのこあんかけ

たんぱく質 **15.7**g　糖質 **11.7**g

材料（2人分）
生たら…2切れ（200g）
えのきたけ…小½袋（50g）
なめこ…½パック（50g）
オクラ…2本
しょうがのせん切り
　…1片分
塩…少々
A｜だし汁…1カップ
　｜しょうゆ、みりん
　　…各大さじ1
水溶き片栗粉…適量

作り方 15分

1 たらは塩をふってオーブントースターで焼いて器に盛る。

2 えのきたけは半分の長さに切り、なめこは洗う。オクラはゆでて小口切りにする。

3 鍋にA、しょうが、2のきのこを煮立てる。オクラを加えて水溶き片栗粉でとろみをつけ、1にかける。

122kcal　塩分1.9g

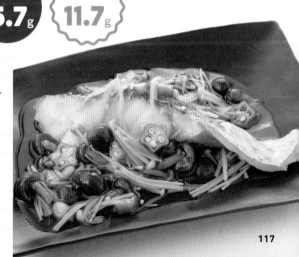

刺し身もいいけど、たまにはいつもと違う食べ方に

まぐろのステーキ 香味じょうゆ

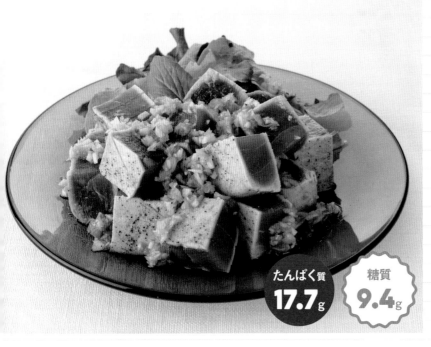

材料 (2人分)

まぐろ (赤身・刺し身用)
　…1さく (150g)
塩、こしょう…各少々
サラダ油…大さじ½
A 長ねぎのみじん切り…¼本分
　 にんにくのみじん切り、
　　 しょうがのみじん切り
　　 …各1片分
　 しょうゆ…大さじ1
　 酢、砂糖、ごま油
　　 …各大さじ½
ベビーリーフ…適量

作り方 10分

1 まぐろは塩、こしょうをふる。フライパンにサラダ油を中火で熱してまぐろを入れ、全面に焼き色をつける。

2 1を食べやすい大きさに切って器に盛り、ベビーリーフを添えて合わせた**A**をかける。

たんぱく質 **17.7**g

糖質 **9.4**g

177kcal　塩分1.6g

和洋折衷な味わい

さんまの梅ハーブ焼き

たんぱく質 **16.2**g　糖質 **6.8**g

材料 (2人分)

さんま (三枚おろし)…2尾分 (300g)
にんにく…1片
塩、こしょう…各少々
梅肉…小さじ2
ローズマリー…1枝
オリーブ油…大さじ½
白ワイン…大さじ2
レモンのくし形切り…適量

作り方 15分

1 さんまは塩、こしょうをふって梅肉を等分にぬる。ローズマリーをほぐしてのせ、尾に向けて巻いてつまようじでとめる。全部で4つ作る。

2 フライパンにオリーブ油、包丁の背でつぶしたにんにくを入れて中火にかけ、香りが立ったら1を並べる。白ワインを加えてふたをし、弱火にして蒸し焼きにする。

3 2を器に盛り、レモンを添える。

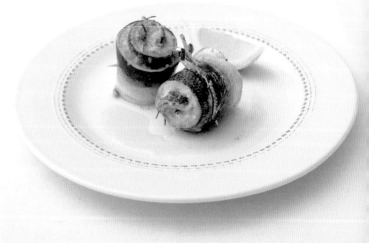

333kcal　塩分1.0g

カレーの香りが広がる簡単ソテー
いわしの
カレーチーズソテー

たんぱく質 **10.2**g　糖質 **3.3**g

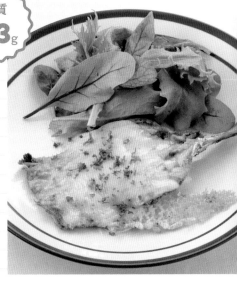

材料（2人分）

いわし…**2尾**(240g)
カレー粉…適量
塩…少々
サラダ油…大さじ½
ピザ用チーズ…20g
パセリのみじん切り、
　　ベビーリーフ…各適量

作り方 15分

1 いわしは手開きにして骨を除き、カレー粉、塩を全体にまぶす。

2 フライパンにサラダ油を中火で熱し、**1**を皮目を上にして焼く。焼き色がついたら裏返し、チーズを等分にのせてふたをし、弱火にしてチーズが溶けるまで焼く。

3 **2**を器に盛り、パセリをふってベビーリーフを添える。

138kcal　塩分0.6g

たんぱく質 **13.5**g　糖質 **11.4**g

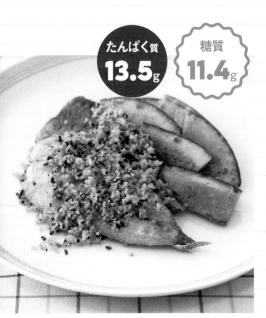

カリカリ衣にしょうがをプラス
あじのしょうがパン粉焼き

材料（2人分）

あじ（三枚おろし）
　…**2尾分**(320g)
かぼちゃ…適量
塩…少々
小麦粉…適量
しょうがのすりおろし
　…1片分
オリーブ油…大さじ1
パン粉…大さじ3
黒いりごま…小さじ1

作り方 15分（おく時間を除く）

1 あじは塩をふる。しばらくおいて水けをふき、小麦粉を薄くまぶす。

2 フライパンに½量のオリーブ油、しょうが、パン粉を入れてカリカリになるまで炒め、ごまを加えて取り出す。

3 フライパンに残りのオリーブ油を中火で熱して**1**を身側を下にして入れ、すきまに薄切りにしたかぼちゃを入れて両面色よく焼く。器に盛り、**2**をかける。（豊口）

198kcal　塩分0.5g

いつもの塩さばがワンランクアップ！
さばのレモン蒸し

たんぱく質 **16.1**g　糖質 **5.3**g

材料（2人分）

塩さば…**2切れ**(140g)
レモンの輪切り…4枚
A ┃ 酒…大さじ1
　　┃ オリーブ油…小さじ1
　　┃ レモン汁…小さじ½

作り方 8分（蒸らす時間を除く）

1 さばは、水けをふいて身側を下にして耐熱容器に並べる。

2 **1**に合わせた**A**をふりかけてレモンをのせる。ふんわりとラップをして電子レンジで6分加熱し、あら熱がとれるまでそのまま庫内で蒸らす。

217kcal　塩分1.3g

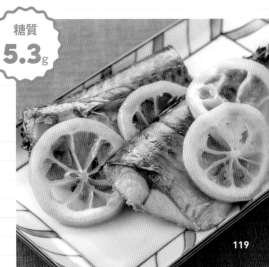

魚介 いか・えび・たこ

魚介の旨みとトマトの酸味のバランスが絶妙
いかのアクアパッツァ

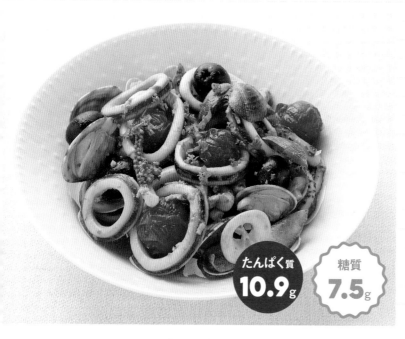

たんぱく質 10.9g

糖質 7.5g

材料 (2人分)
するめいか…1ぱい (200g)
あさり (殻つき)…100g
ミニトマト…5個
ブラックオリーブ (種なし)…4個
にんにくのみじん切り…1片分
オリーブ油…大さじ½
白ワイン…大さじ2
塩…適量
こしょう…少々
パセリのみじん切り…適量

作り方　**15分 (砂出しする時間は除く)**

1 いかは下処理をして胴は輪切りに、足は食べやすく切る。あさりは砂出しをする。

2 フライパンにオリーブ油、にんにくを中火で熱し、香りが立ったら1、ミニトマト、ブラックオリーブ、白ワインを加えふたをし、蒸し焼きにする。

3 あさりの殻が開いたら塩、こしょうで味を調える。器に盛り、パセリをふる。

125kcal　塩分1.4g

シンプルで作りやすい
いかとパプリカの塩炒め

たんぱく質 13.7g

糖質 7.4g

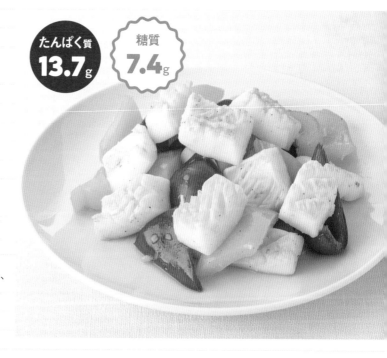

材料 (2人分)
ロールいか (冷凍)…1枚 (200g)
パプリカ (赤・黄)…各¼個
ごま油…大さじ1
鶏ガラスープの素…小さじ½
塩、こしょう…各少々

作り方　**10分 (解凍する時間は除く)**

1 いかは、解凍して表面に格子状に切り込みを入れ、ひと口大に切る。パプリカは乱切りにする。

2 フライパンにごま油を中火で熱して1を炒め、いかに火が通ったら鶏ガラスープの素を加えて混ぜ、塩、こしょうで味を調える。

154kcal　塩分1.1g

えびとグリンピースの ミルク炒め

やさしい味わいは子どもにも人気

たんぱく質 **13.9**g 糖質 **11.8**g

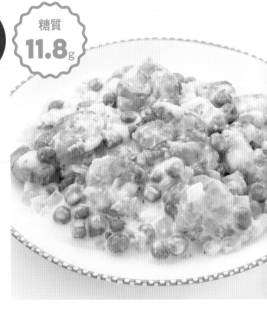

材料（2人分）

むきえび…130g
玉ねぎ…½個
しょうがのみじん切り…1片分
A │ 塩…小さじ⅙
　　│ 卵白、片栗粉、サラダ油
　　│ 　…各少々
サラダ油…小さじ1
B │ グリンピース（冷凍）…40g
　　│ 牛乳…½カップ
　　│ 鶏ガラスープの素…小さじ1
水溶き片栗粉…適量

作り方 [15分]

1 えびはあれば背ワタを除いてよく洗い、合わせた**A**をもみ込む。玉ねぎは1cm角に切る。

2 フライパンにサラダ油を中火で熱し、しょうが、玉ねぎ、えびの順に炒める。

3 えびの色が変わったら**B**を加えて炒め煮にし、水溶き片栗粉でとろみをつける。

149kcal　塩分1.5g

たんぱく質 **14.0**g 糖質 **2.9**g

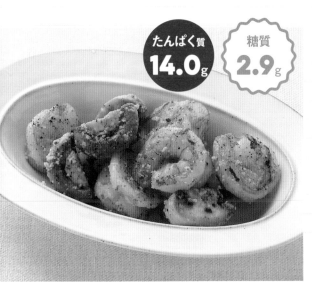

えびとマッシュルームの チーズソテー

粉チーズでささっと風味づけ

材料（2人分）

むきえび…150g
マッシュルーム
　…½パック（50g）
オリーブ油、粉チーズ
　…各大さじ1
塩…小さじ⅙
粗びき黒こしょう…少々

作り方 [10分]

1 えびは背に切り込みを入れ、あれば背ワタを除く。マッシュルームは半分に切る。

2 フライパンにオリーブ油を中火で熱して1を炒め、えびの色が変わったら粉チーズ、塩、粗びきこしょうで味を調える。

140kcal　塩分0.8g

たこのカルパッチョ

自家製ドレッシングが味の決め手

たんぱく質 **11.6**g 糖質 **7.1**g

材料（2人分）

ゆでだこ…150g
セロリ…¼本
ブラックオリーブ（種なし）
　…2個
A │ オリーブ油
　　│ 　…大さじ1½
　　│ レモン汁…大さじ1
　　│ はちみつ…小さじ½
　　│ 塩…小さじ⅙
　　│ 粗びき黒こしょう…少々

作り方 [10分]

1 たこは熱湯でさっとゆで、薄くそぎ切りにして器に盛る。

2 セロリの茎は薄切り、葉はざく切りに、ブラックオリーブは輪切りにする。それぞれ1にのせ、合わせた**A**をかける。

172kcal　塩分1.0g

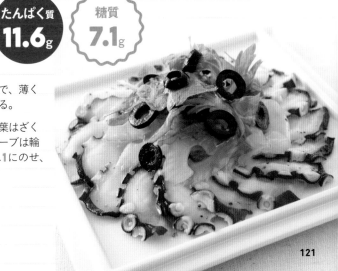

卵

鶏卵は糖質が低くヘルシーなうえ、必須アミノ酸をバランスよく含んだ栄養の宝庫です。しかし、コレステロールも含まれているので、食べすぎないことを意識しましょう。

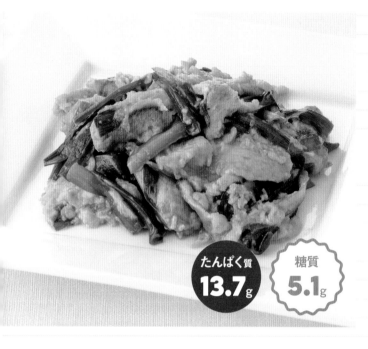

たんぱく質 13.7g　**糖質 5.1g**

豚肉も加えてたんぱく質アップ

豚にら玉

材料（2人分）

卵…2個
豚こま切れ肉…80g
にら…½束
A｜しょうゆ…小さじ2
　｜鶏ガラスープの素…小さじ½
　｜こしょう…少々
ごま油…大さじ½
塩、こしょう…各少々

作り方 10分

1. ボウルに卵を割りほぐし、Aを加えて混ぜ合わせる。にらは3cm長さに切る。

2. フライパンにごま油を中火で熱し、豚肉を色が変わるまで炒め、にらを加えて炒める。

3. 1の卵液を流し入れてふんわりと炒める。半熟状になったら火を止め、塩、こしょうで味を調える。

188kcal　塩分1.8g

朝食やお弁当にもちょうどいい！

きのこの オープンオムレツ

材料（2人分）

卵…3個
スライスベーコン…2枚
しめじ…½パック（50g）
エリンギ…大1本

A｜牛乳、粉チーズ
　｜…各大さじ1
　｜塩…小さじ¼
　｜こしょう…少々
バター…10g

作り方 15分（あら熱をとる時間を除く）

1. ベーコンは1cm幅に切る。しめじはほぐし、エリンギは食べやすく切る。

2. ボウルに卵を割りほぐし、1、Aを加えて混ぜ合わせる。

3. フライパンにバターを中火で溶かし、2を半熟状になるまで炒め混ぜる。ふたをして5分ほど蒸し焼きにして裏返し、さらに3分ほど焼く。あら熱がとれたら食べやすく切る。

256kcal　塩分1.6g

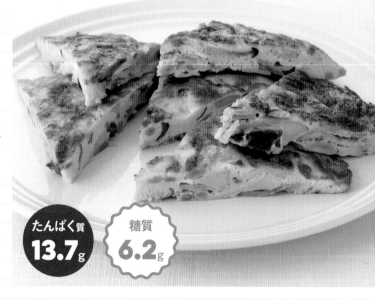

たんぱく質 13.7g　**糖質 6.2g**

きくらげの食感がアクセント

中華風卵炒め

たんぱく質 **7.3**g 　糖質 **6.1**g

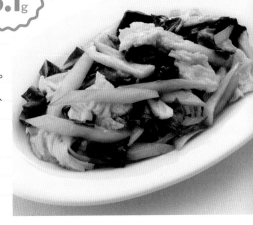

材料(2人分)
卵…2個
チンゲン菜…1株
きくらげ(乾燥)…3枚
サラダ油…小さじ2
A オイスターソース
　　…大さじ1
　　しょうゆ、砂糖
　　…各小さじ1
　　塩…少々

作り方 10分(もどす時間は除く)
1 ボウルに卵を割りほぐす。チンゲン菜は斜め細切り、きくらげは水でもどして半分に切る。

2 フライパンに½量のサラダ油を中火で熱し、1の溶き卵を流し入れ、半熟状になるまで火を通して一度取り出す。

3 2のフライパンに残りのサラダ油を足してチンゲン菜、きくらげを炒め、合わせた**A**を加えて2を戻し入れ、混ぜ合わせる。

141kcal　塩分2.0g

たんぱく質 **9.8**g 　糖質 **11.6**g

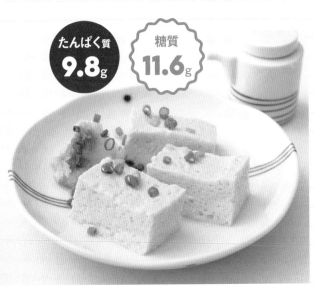

みりんでふっくら仕上がる

ふわふわ蒸しだし巻き

材料(2人分)
卵…3個
A 水…大さじ3
　　みりん…大さじ2
　　白だし…大さじ1
小ねぎの小口切り、
　　大根おろし、しょうゆ
　　…各適量

作り方 10分(あら熱をとる時間は除く)
1 ボウルに卵を割りほぐし、**A**を加えてよく混ぜる。

2 耐熱容器に入れてラップをせずに電子レンジで2分加熱する。取り出してよく混ぜ、再びラップをせずに1分30秒加熱する。

3 あら熱がとれたら食べやすい大きさに切って器に盛り、小ねぎを散らし、大根おろし、しょうゆを添える。

168kcal　塩分1.5g

とろりとした卵で濃厚な味わいに

フラメンカエッグ

たんぱく質 **9.7**g 　糖質 **10.7**g

材料(2人分)
卵…2個
生ハム…4枚
ピーマン…2個
玉ねぎ…½個
にんにくのみじん切り…1片分
オリーブ油…大さじ½
A ホールトマト缶(水煮)
　　…120g
　　白ワイン…大さじ1
　　顆粒コンソメスープの素
　　…大さじ½
　　こしょう…少々

作り方 25分
1 ピーマン、玉ねぎは、1cm角に切る。

2 フライパンにオリーブ油を中火で熱してにんにく、1を炒め、**A**を加えて炒める。

3 耐熱容器2つに2を等分に入れ、生ハムを2枚ずつのせ、中央に卵を落とし入れる。250℃に予熱したオーブンで10〜15分焼く。

184kcal　塩分1.6g

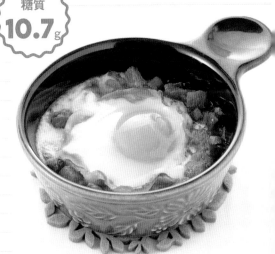

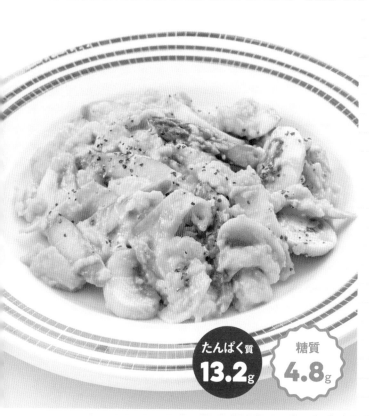

アスパラときのこの卵炒め

材料 (2人分)

卵…3個
ロースハム…1枚
グリーンアスパラガス…2本
マッシュルーム…2個
A 粉チーズ…大さじ2
　牛乳…大さじ1
　塩、こしょう…各少々

バター…10g
粗びき黒こしょう
　…少々

たんぱく質 **13.2**g　糖質 **4.8**g

作り方 10分

1 ハムは短冊切りにする。アスパラは熱湯でゆでて斜め薄切りに、マッシュルームは薄切りにする。

2 ボウルに卵を割りほぐし、1、Aを加えて混ぜ合わせる。

3 フライパンにバターを弱火で溶かし、2を入れて半熟状になるまで炒め、器に盛って粗びき黒こしょうをふる。

199kcal　塩分1.0g

ひき肉入りエスニック卵焼き

材料 (2人分)

卵…3個
ミニトマト…4個
パクチー…¼束
A 豚ひき肉…50g
　ナンプラー…小さじ2
　こしょう…少々
サラダ油…大さじ1
パプリカ (赤) の細切り、パクチーのざく切り
　…各適量

たんぱく質 **14.2**g　糖質 **5.6**g

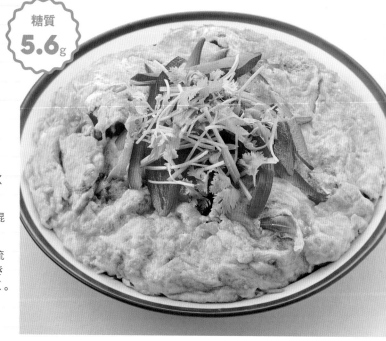

作り方 15分

1 ミニトマトは横半分に切る。パクチーはざく切りにする。

2 ボウルに卵を割りほぐし、A、1を加えて混ぜ合わせる。

3 フライパンにサラダ油を中火で熱し、2を流し入れて菜箸で大きく混ぜて形を整え、焼き色がついたら裏返し、両面をこんがりと焼く。器に盛り、パプリカとパクチーをのせる。

247kcal　塩分1.8g

トースターでできる手軽さがうれしい
卵とチーズのココット

たんぱく質 **10.2**g　糖質 **5.4**g

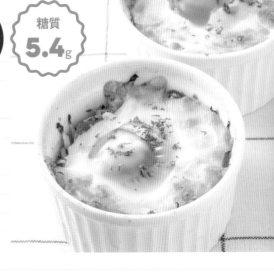

材料（2人分）
卵…2個
ロースハム…2枚
キャベツ…2枚
A 粉チーズ…大さじ½
　　塩、こしょう…各少々
ピザ用チーズ…10g
パセリのみじん切り…適量

作り方 10分
1 ハムは細切りに、キャベツはせん切りにする。ボウルに**A**とともに入れて混ぜ合わせ、耐熱容器2つに等分に入れる。

2 1の中央をへこませてその上に卵を割り落とす。チーズを等分にのせてオーブントースターで卵が固まるまで5分ほど焼き、パセリをふる。

139kcal　塩分0.9g

たんぱく質 **9.7**g　糖質 **6.6**g

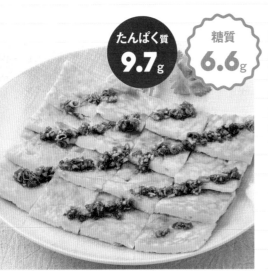

ひと口サイズがちょうどいい
薄焼きオムレツの香味ソース

材料（2人分）
卵…3個
塩、砂糖…各少々
サラダ油…大さじ½
A 小ねぎの小口切り…2本分
　　しょうがのみじん切り
　　　…½片分
　　しょうゆ…大さじ½
　　はちみつ、ごま油…各小さじ1
　　豆板醤…小さじ½
パクチー…適量

作り方 12分
1 ボウルに卵を割りほぐし、塩、砂糖を加えて混ぜる。

2 フライパンにサラダ油を中火で熱して1を流し入れ、両面をこんがりと焼く。

3 2を食べやすく切って器に盛り、合わせた**A**をかけ、パクチーを添える。

185kcal　塩分1.5g

たっぷりのかに缶でちょっと贅沢に
ふんわりかに玉

たんぱく質 **16.6**g　糖質 **9.7**g

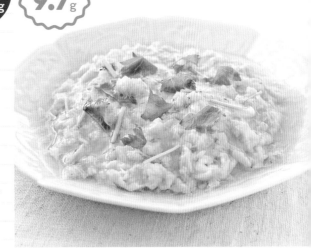

材料（2人分）
卵…4個
かにほぐし身缶
　　…1缶(55g)
酒…大さじ½
サラダ油…小さじ1
A 鶏ガラスープ
　　　…1カップ
　　しょうゆ、砂糖
　　　…各大さじ½
水溶き片栗粉…適量
みつばのざく切り…適量

作り方 10分
1 ボウルに卵を割りほぐし、½量のかに缶、酒を加えてよく混ぜ合わせる。

2 フライパンにサラダ油を中火で熱して1を流し入れ、木べらでかき混ぜながら半熟状になるまで火を通し、器に盛る。

3 鍋に**A**を煮立て、残りのかに缶を加えて水溶き片栗粉でとろみをつける。2にかけてみつばを散らす。

225kcal　塩分1.6g

苦みと塩けのバランスがクセになる！

ゴーヤとランチョンミートの卵炒め

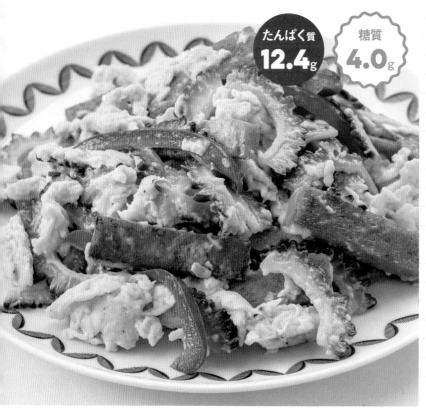

たんぱく質 **12.4**g

糖質 **4.0**g

材料（2人分）

卵…2個
ランチョンミート…80g
ゴーヤ…½本
パプリカ（赤）…¼個
マヨネーズ…小さじ2
サラダ油…大さじ½
塩…小さじ⅙
こしょう…少々

作り方 10分

1 ランチョンミートは短冊切りにする。ゴーヤは薄切りに、パプリカは細切りにする。

2 ボウルに卵を割りほぐし、マヨネーズを加えて混ぜ合わせる。

3 フライパンにサラダ油を中火で熱して**1**を炒め、塩、こしょうを加える。**2**を流し入れて炒め、半熟状になったら全体を混ぜ合わせる。

269kcal　塩分1.6g

とろりとした卵がしみじみおいしい

スナップえんどうと玉ねぎの卵とじ

たんぱく質 **10.3**g

糖質 **11.3**g

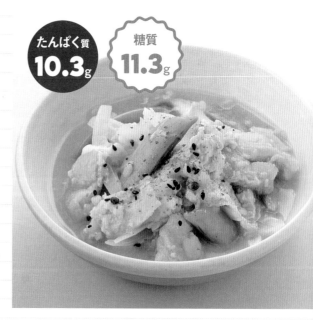

材料（2人分）

卵…2個
油揚げ…1枚（20g）
玉ねぎ…½個
スナップえんどう…8本
A｜水…1カップ
　｜白だし…大さじ2
揚げ玉…大さじ2
七味とうがらし…適量

作り方 15分

1 油揚げは油抜きして縦半分に切り、2cm幅に切る。玉ねぎはくし形切りにする。

2 鍋に**A**を煮立て、**1**を加えて中火で8分ほど煮る。

3 スナップえんどうを加えて火を通し、揚げ玉を加える。割りほぐした卵を回し入れ、ふたをして火を止めて蒸らし、器に盛り、七味とうがらしをふる。

185kcal　塩分1.8g

コクのある酸っぱさが新鮮！

黒酢卵

たんぱく質 6.8g **糖質 6.9g**

材料（2人分）

卵…2個
A 酒…大さじ2
　　黒酢、しょうゆ、砂糖
　　　…各大さじ1
　　薄口しょうゆ…小さじ1
パクチー…適量

作り方 10分（冷ます、漬ける時間は除く）

1 ゆで卵を作り、殻をむく。

2 鍋に**A**を煮立てて冷まし、ポリ袋に**1**とともに入れる。空気を抜いて冷蔵庫で半日～1日漬け込む。

3 **2**を食べやすく切って器に盛り、パクチーを添える。

112kcal　塩分1.6g

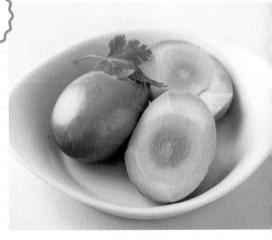

きゅうりはさっと炒めて食感よく

きゅうりチャンプルー

材料（2人分）

卵…2個
豚バラ薄切り肉…150g
きゅうり…2本
ごま油…大さじ1
A しょうゆ…小さじ2
　　酒…小さじ1
　　塩、こしょう…各少々
削り節…2g

たんぱく質 17.5g **糖質 4.8g**

作り方 10分

1 豚肉はひと口大に切る。きゅうりは縦半分に切って斜め薄切りにする。

2 フライパンに½量のごま油を中火で熱し、割りほぐした卵を入れて炒め、一度取り出す。残りのごま油を足して豚肉を炒め、きゅうりを加えてさっと炒める。

3 卵を戻し入れ、合わせた**A**を加えて炒め合わせる。器に盛り、削り節を散らす。

437kcal　塩分1.4g

ナンプラーを焼き肉のたれに代えてもおいしい

もやしとかにかまのピカタ

材料（2人分）

卵…2個
かに風味かまぼこ…5本
にら…¼束
もやし…¼袋（50g）
A 片栗粉、水…各大さじ1
　　ナンプラー…小さじ1
　　塩、こしょう…各少々
ごま油…大さじ1
ナンプラー…適量

作り方 10分

1 かに風味かまぼこは1.5cm幅に切り、にらはざく切りにする。

2 ボウルに卵を割りほぐし、**A**を加えてよく混ぜる。もやし、**1**を加えてさっくりと混ぜる。

3 フライパンにごま油を中火で熱し、**2**をスプーンでひと口大ずつ落とし入れ両面を焼く。器に盛り、ナンプラーを添える。

186kcal　塩分2.1g

たんぱく質 9.8g **糖質 9.5g**

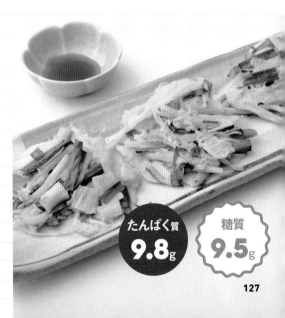

大豆製品

他のたんぱく質食材に比べて食物繊維を多く含み、消化吸収がよいヘルシーな食材です。肉の代わりに使うと、エネルギーを抑えられます。

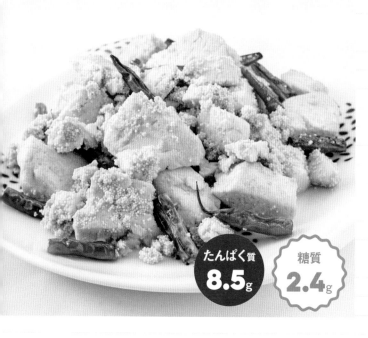

たんぱく質 8.5g　**糖質 2.4g**

たらこの風味が引き立つ
あっさりしょうゆ味
豆腐のたらこ炒め

材料 (2人分)

豆腐 (木綿)
…½丁 (150g)
さやいんげん…5本
たらこ…30g

サラダ油…大さじ½
A｜酒…小さじ2
　｜しょうゆ…小さじ½

作り方　10分(水きりする時間は除く)

1 豆腐はしっかり水きりをする。さやいんげんは4等分にする。たらこは薄皮を除く。

2 フライパンにサラダ油を中火で熱し、豆腐をくずし入れて炒め、焼き色がついたらさやいんげんを加えて炒める。

3 2にたらこを加えて炒め、合わせたAを加えて炒め合わせる。

115kcal　塩分0.9g

とろみをつけて満足感アップ
豆腐ステーキのなめこあんかけ

材料 (2人分)

豆腐 (木綿)…1丁 (300g)
なめこ…½パック (50g)
小麦粉…適量
サラダ油…大さじ½
A｜水…大さじ5
　｜めんつゆ(3倍濃縮)…大さじ1
　｜片栗粉…小さじ1
みつばのざく切り…適量

たんぱく質 10.9g　**糖質 8.2g**

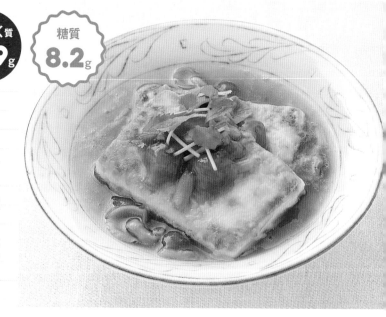

作り方　15分(水きりする時間は除く)

1 豆腐は水きりをして水けをふき、半分の厚さに切って小麦粉を薄くまぶす。

2 フライパンにサラダ油を中火で熱して1の両面をこんがりと焼き、器に盛る。

3 小鍋になめこ、合わせたAを混ぜながら煮立て、とろみがついたら2にかけ、みつばをのせる。

173kcal　塩分0.9g

ツナで手軽に旨みプラス

豆腐と白菜のさっと煮

たんぱく質
9.0g

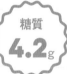

糖質
9.8g

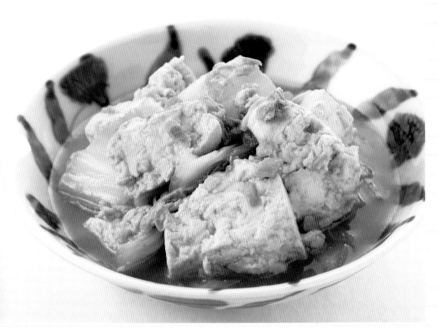

材料 (2人分)

豆腐 (木綿)…½丁 (150g)
ツナ缶 (油漬け)…小½缶 (35g)
白菜…⅛個
水…½カップ
A 酒、砂糖、しょうゆ
　　　…各大さじ1

作り方 **10分**

1 豆腐はひと口大にちぎり、白菜
はざく切りにする。

2 鍋に**1**、水を入れて煮立たせ、
Aを加えてふたをし、中火で5
分ほど煮る。

3 **2**に缶汁をきったツナを加えて
さっと煮る。

153kcal　塩分1.4g

豆腐ソースでヘルシー！

豆腐明太クリームグラタン

たんぱく質
12.4g

糖質
4.2g

材料 (2人分)

豆腐 (絹ごし)…½丁 (150g)
ブロッコリー、カリフラワー
　　…各60g(正味)
からし明太子…1本 (50g)
A マヨネーズ…大さじ1
　　しょうゆ…小さじ½
　　にんにくのすりおろし…少々
ピザ用チーズ…20g

作り方 **18分**

1 ブロッコリー、カリフラワーは、
小房に分けて塩ゆで (分量外) を
する。

2 からし明太子は薄皮を除き、ボ
ウルに豆腐、**A**とともに入れて
泡だて器でなめらかになるまで
混ぜる。

3 耐熱容器に**1**を入れて**2**をかけ、
チーズを散らし、オーブントー
スターでこんがりと焼く。

171kcal　塩分2.0g

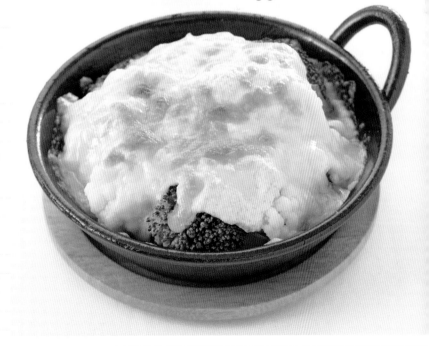

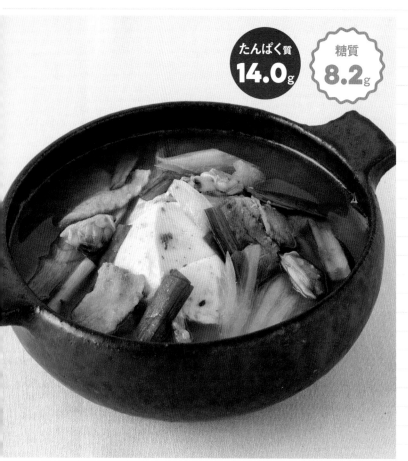

たんぱく質 **14.0**g

糖質 **8.2**g

たんぱく質たっぷりの韓国おかず

スンドゥブチゲ

材料 (2人分)

豆腐 (絹ごし)…½丁 (150g)
豚バラ薄切り肉…50g
あさり缶 (水煮)…½缶 (65g)
にら…¼束
長ねぎ…¼本
白菜キムチ…40g
ごま油…大さじ½
A │ だし汁…1カップ
　　│ 酒…大さじ1
　　│ コチュジャン…大さじ½
　　│ にんにくのすりおろし…少々
みそ…大さじ½

作り方 15分

1 豚肉、にらはそれぞれ3cm長さに切る。長ねぎは斜め切りにする。

2 鍋にごま油を中火で熱し、豚肉を色が変わるまで炒め、キムチを加えて炒める。

3 缶汁ごとのあさり缶、**A**を加えて煮立て、長ねぎを加え、豆腐をくずしながら加える。5分ほど煮たらにらを加え、みそを溶き入れる。

236kcal 塩分1.9g

食べると煮汁がじゅわっとあふれ出す

高野豆腐とえびの含め煮

たんぱく質 **13.2**g

糖質 **6.5**g

材料 (2人分)

高野豆腐…2枚 (40g)
むきえび…2尾
干ししいたけ…2枚
A │ 酒、みりん
　　│ …各大さじ1
　　│ 薄口しょうゆ
　　│ …小さじ2

作り方 20分 (もどす時間は除く)

1 高野豆腐はぬるま湯でもどして4等分に切る。えびはあれば背ワタを除く。干ししいたけはぬるま湯1カップ (分量外) でもどし、半分のそぎ切りにして汁ごと鍋に入れる。

2 1の鍋に**A**を加えて煮立て、高野豆腐、えびを加える。えびに火が通ったら取り出して煮汁少量に浸けておく。

3 2の鍋に落としぶたをしてしいたけがやわらかくなるまで煮含め、器にえびとともに盛る。

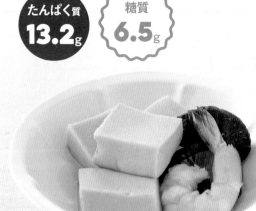

153kcal 塩分1.2g

パスタの代わりに高野豆腐で糖質オフ！

高野豆腐のカルボナーラ炒め

材料（2人分）

高野豆腐…**2枚**(40g)
スライスベーコン…1枚
玉ねぎ…¼個
バター…10g
A | 溶き卵…2個分
　　| ピザ用チーズ…20g
　　| 顆粒コンソメスープの素
　　　…小さじ½
　　| 塩、こしょう…各少々
粗びき黒こしょう…適量

作り方 8分（もどす時間は除く）

1. 高野豆腐はぬるま湯でもどし、水けをしぼって1.5cm角に切る。ベーコンは短冊切りに、玉ねぎは薄切りにする。

2. フライパンにバターを中火で溶かし、1を入れて炒める。

3. 合わせた**A**を加えて火を止め、余熱で火を通しながらからめ、器に盛り、粗びき黒こしょうをふる。

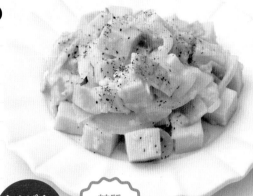

たんぱく質 **19.5**g　糖質 **4.6**g

288kcal　塩分1.6g

シンプルながらやみつき必至の味わい

厚揚げの韓国風ピザ

材料（2人分）

厚揚げ…**1枚**(200g)
にら…¼束
白菜キムチ…30g
マヨネーズ…小さじ2
ピザ用チーズ…20g

作り方 10分

1. 厚揚げはペーパータオルで余分な油をふき取り、半分に切る。

2. にらは粗く刻み、キムチ、マヨネーズと混ぜる。

3. オーブントースターの天板にアルミホイルを敷き、1を並べて2を等分にのせ、チーズを散らし、オーブントースターで5分ほど焼く。

たんぱく質 **13.1**g　糖質 **1.7**g

213kcal　塩分0.8g

厚揚げ、肉、卵のトリプルたんぱく質

厚揚げチャンプルー

たんぱく質 **21.2**g　糖質 **6.2**g

材料（2人分）

厚揚げ…**1枚**(200g)
豚バラ薄切り肉…100g
溶き卵…1個分
にら…½束
もやし…½袋(100g)
サラダ油…大さじ1
A | めんつゆ（3倍濃縮）
　　　…大さじ1½
　　| 塩、こしょう…各少々

作り方 10分

1. 厚揚げは大きめのひと口大に切る。豚肉は3cm長さに、にらは4cm長さ切る。

2. フライパンに½量のサラダ油を中火で熱して溶き卵を流し入れて炒め、半熟状になったら一度取り出す。

3. 同じフライパンに残りのサラダ油を足して厚揚げ、豚肉を炒め、肉の色が変わったらにら、もやし、2を加えてさっと炒める。合わせた**A**を加えて炒め合わせる。

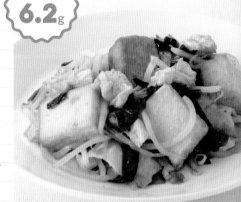

449kcal　塩分1.7g

とろ～りチーズがうれしい驚き

油揚げの納豆チーズ巾着

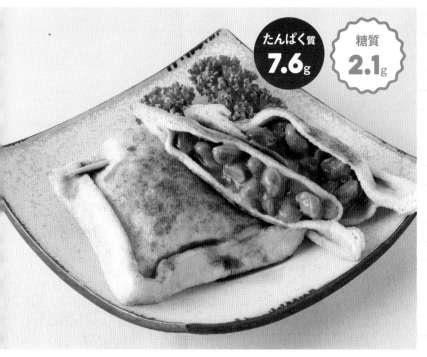

たんぱく質 **7.6**g

糖質 **2.1**g

材料 (2人分)
油揚げ…1枚(20g)
納豆…1パック(40g)
ピザ用チーズ…20g
しょうゆ…小さじ1
サラダ油…大さじ½
パセリ、しょうゆ…各適量

作り方 [10分]

1 ボウルに納豆、チーズ、しょうゆ小さじ1を混ぜ合わせる。

2 油揚げは半分に切って袋状に開き、1を等分に詰めて、つまようじでとめる。全部で2つ作る。

3 フライパンにサラダ油を中火で熱し、2の両面をこんがりと焼く。器に盛ってパセリを添え、しょうゆをかける。

140kcal 塩分0.9g

豚肉と巻いてたんぱく質をプラス

くるくる油揚げの含め煮

材料 (2人分)
油揚げ…2枚(40g)
豚もも薄切り肉…4枚
さやいんげん…4本
A │ だし汁…¾カップ
　 │ しょうゆ…大さじ1
　 │ みりん…大さじ½

作り方 [18分]

1 油揚げは油抜きをし、長い1辺を残して3辺を切り落とし、開いて横半分に切る。さやいんげんは半分に切る。

2 1の油揚げ1枚に豚肉1枚をのせ、さやいんげん2切れをのせて巻き、巻き終わりをつまようじでとめる。全部で4本作る。

3 鍋にAを煮立て、2を並べ入れ、ときどき返しながら10分ほど煮る。

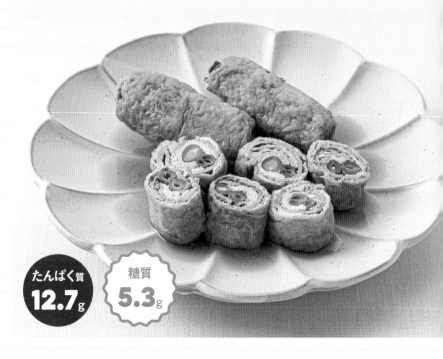

たんぱく質 **12.7**g

糖質 **5.3**g

165kcal 塩分1.4g

調味料は豆板醤だけで OK

油揚げの青じそチーズ巻き

たんぱく質 **8.6**g　糖質 **0.2**g

材料（2人分）
油揚げ…2枚(40g)
青じそ…6枚
スライスチーズ…2枚
豆板醤…小さじ½

作り方 10分

1 油揚げはペーパータオルで余分な油をふき取り、豆板醤を上面に等分にぬる。

2 1を縦長におき、青じそ3枚を並べ、チーズ1枚をのせて端から巻き、巻き終わりをつまようじでとめる。全部で2つ作る。

3 フライパンを中火で熱し、2を全面こんがりと焼いて食べやすい大きさに切る。

133kcal　塩分0.8g

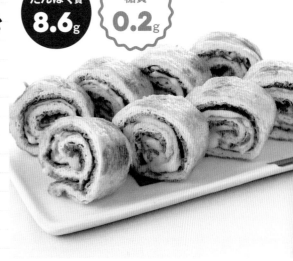

油揚げと桜えびが香ばしい

油揚げのキャベツ詰め

たんぱく質 **8.0**g　糖質 **3.7**g

材料（2人分）
油揚げ…2枚(40g)
A ┌ キャベツのせん切り
　　　 …150g
　　├ 桜えび…10g
　　└ マヨネーズ…大さじ2
しょうゆ…適量

作り方 15分

1 ボウルに**A**を混ぜ合わせる。

2 油揚げは半分に切って開き、1を等分に詰めてつまようじでとめる。全部で4つ作る。

3 フライパンを弱めの中火で熱し、2をじっくりと焼き、器に盛ってしょうゆを添える。

201kcal　塩分0.9g

油揚げでサクサククリスピー！

油揚げピザ

たんぱく質 **9.5**g　糖質 **7.2**g

材料（2人分）
油揚げ…2枚(40g)
ピーマン…1個
玉ねぎの薄切り…⅙個分
ホールコーン、
　　トマトケチャップ
　　…各大さじ2
ピザ用チーズ…40g

作り方 10分

1 ピーマンは3mm厚さの輪切りにする。

2 油揚げの上面に等分にケチャップをぬり、玉ねぎ、1、汁けをきったホールコーンを等分にのせる。全部で2つ作る。

3 チーズを等分にのせ、オーブントースターで5分ほどこんがりと焼く。

172kcal　塩分1.1g

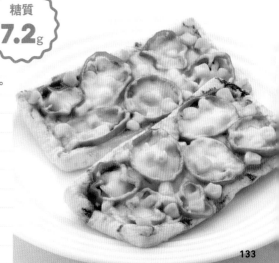

133

COLUMN 3

たんぱく質プラスの 副菜レシピ

野菜やきのこを中心とした副菜にも、たんぱく質を加えてボリュームアップ。ビタミンなどもしっかりとれる栄養バランスのよい一品を紹介します。

※このコラムの分量は2人分です。

たんぱく質 9.3g

ゆっくり火を通した肉がしっとりジューシー

鶏むね肉と豆苗のナムル

材料(2人分)

鶏むね肉…½枚(100g)
豆苗…½袋(正味42.5g)
A 酒、砂糖、塩…各小さじ½
ごま油…大さじ1
B 鶏ガラスープの素、
　　にんにくのすりおろし、
　　しょうゆ、白いりごま
　　…各小さじ¼

作り方 10分(おく時間は除く)

1 鶏肉は皮を除いて半分の厚さに切り、耐熱性のポリ袋に入れて**A**をもみ込み、空気を抜いて口を閉じて10分おく。沸騰させた湯に袋ごと入れて火を止め、ふたをする。25分おいてあら熱がとれたら肉をほぐす。
2 豆苗をさっとゆでて冷水にとり、水けをしぼる。
3 ボウルに**B**を合わせ、**1**、**2**を加えてあえる。

143kcal　糖質3.7g　塩分1.8g

こんがり焼いた鶏肉が香ばしい

チキンソテーの夏野菜あえ

たんぱく質 19.2g

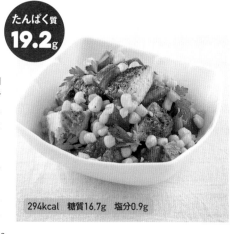

294kcal　糖質16.7g　塩分0.9g

材料(2人分)

鶏むね肉…1枚(200g)
ホールコーン…100g
トマト…大1個
イタリアンパセリ…適量
A チリパウダー…小さじ1
　　ガーリックパウダー
　　　…小さじ½
　　塩、こしょう…各少々
サラダ油…大さじ1½
レモン汁…大さじ1
塩、こしょう…各少々

作り方 15分

1 鶏肉は、**A**をまぶす。サラダ油大さじ½を熱したフライパンで両面こんがりと焼き、ふたをして中まで火を通したら3cm角に切る。
2 ホールコーンは汁けをきり、トマトは角切りにする。イタリアンパセリはちぎる。
3 ボウルにレモン汁、残りのサラダ油を混ぜ、塩、こしょうで味を調え、**1**、**2**を加えて混ぜ合わせる。

たんぱく質 9.3g

たっぷりしめじで食物繊維もとれる

しめじと牛肉のしぐれ煮

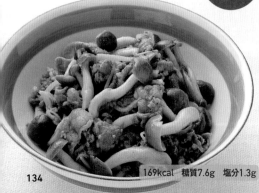

材料(2人分)

牛こま切れ肉…100g
しめじ…1パック(100g)
サラダ油…大さじ½
A しょうがのせん切り…1片分
　　水…大さじ2
　　しょうゆ、酒…各大さじ1
　　みりん…大さじ½
　　砂糖…小さじ½

作り方 10分

1 しめじはほぐす。
2 鍋にサラダ油を中火で熱して牛肉を炒める。肉の色が変わったら、**1**、**A**を加えて、汁けがなくなるまで煮る。

169kcal　糖質7.6g　塩分1.3g

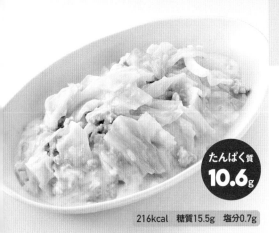

ゆずこしょうで刺激のある味わいに

キャベツとひき肉のゆずクリーム煮

たんぱく質 10.6g

材料（2人分）
鶏ひき肉…80g
キャベツ、玉ねぎ…各¼個
バター…10g
小麦粉…大さじ1
A│牛乳…1カップ
　│ゆずこしょう…小さじ½
　│顆粒コンソメスープの素
　│　…小さじ¼

作り方 20分
1 キャベツはざく切りにする。玉ねぎはみじん切りにする。
2 フライパンにバターを溶かし、玉ねぎ、ひき肉を炒め、小麦粉を加えてさらに炒める。
3 Aを加えて混ぜ、ひと煮立ちさせてキャベツを加え、弱火でふたをして5分ほど煮る。

216kcal　糖質15.5g　塩分0.7g

ズッキーニが肉の旨みを吸っておいしい

ズッキーニのそぼろ炒め

たんぱく質 8.8g

材料（2人分）
牛ひき肉…100g
ズッキーニ…1本
長ねぎ…½本
にんにくのみじん切り…½片分
サラダ油…大さじ½
A│しょうゆ、みりん、酒
　│　…各大さじ1
七味とうがらし…少々

作り方 10分
1 ズッキーニは5mm厚さの輪切りにする。長ねぎは1cm長さに切る。
2 フライパンにサラダ油、にんにくを熱し、香りが立ったらひき肉を加えてほぐしながら炒める。
3 1を加えて炒め、Aを加えて炒め合わせる。器に盛り、七味とうがらしをふる。

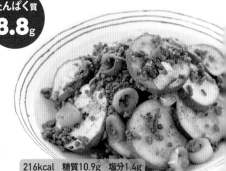

216kcal　糖質10.9g　塩分1.4g

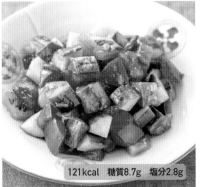

余った刺し身を使って彩りある副菜に

あじときゅうり、トマトのしょうがあえ

たんぱく質 14.3g

材料（2人分）
あじ（刺し身用）…150g
きゅうり…1本
トマト…1個
A│しょうがのすりおろし
　│　…1片分
　│しょうゆ…大さじ2

作り方 8分
1 あじは1.5cm角に切る（またはあじのたたきをそのまま使っても）。
2 きゅうり、トマトは1.5cm角に切る。
3 ボウルに1、2を入れ、合わせたAを加えてあえる。

121kcal　糖質8.7g　塩分2.8g

いかの弾力と豆のホクホク感がいい

いかとそら豆のにんにく炒め

たんぱく質 17.4g

材料（2人分）
するめいか（胴）…180g
そら豆（むき身）…150g
にんにくの薄切り…1片分
赤とうがらし（種を除く）…1本
サラダ油…小さじ2
A│水…¼カップ
　│鶏ガラスープの素…小さじ½
水溶き片栗粉…適量

作り方 15分
1 いかは下処理をして皮をむき、斜め格子に切り込みを入れ、ひと口大に切る。そら豆は薄皮をむく。
2 フライパンにサラダ油を熱してにんにく、赤とうがらしを炒め、いか、そら豆を加えてさっと炒める。
3 Aを加えて炒め合わせ、水溶き片栗粉でとろみをつける。

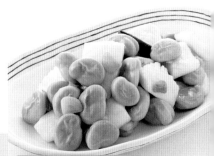

184kcal　糖質16.6g　塩分0.8g

たんぱく質プラスの副菜レシピ

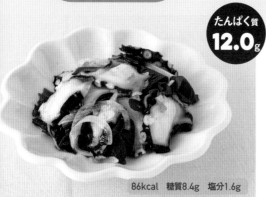

たんぱく質 12.0g

ピリ辛で食感も楽しい酢のもの
たことわかめのゆずこしょうあえ

材料(2人分)
ゆでだこ…150g
わかめ(乾燥)…3g
玉ねぎ…⅙個
塩…少々
A 酢…大さじ1
砂糖…小さじ1
しょうゆ、ゆずこしょう
…各小さじ½

作り方 5分(もどす、おく時間は除く)
1 たこはそぎ切りにする。わかめ
はたっぷりの水でもどして水け
をしぼる。玉ねぎは薄切りにして、
塩をふってしばらくおき、水け
をしぼる。
2 ボウルに**A**を混ぜ合わせ、**1**を
加えてあえる。

86kcal 糖質8.4g 塩分1.6g

バターのコクとにんにくの風味がたまらない
ほうれん草とほたてのバターしょうゆ炒め

たんぱく質 7.9g

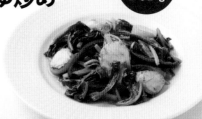

材料(2人分)
ほたて貝柱…3個
ほうれん草…200g
ピーマン(赤)…1個
にんにくのみじん切り
…1片分
バター…5g
しょうゆ…大さじ1

作り方 10分
1 ほたては厚みを半分に切る。ほうれん草
はざく切りに、ピーマンは5mm幅に切る。
2 フライパンにバター、にんにくを入れて
弱火にかけ、香りが立ったらほうれん草
の茎、ほたて、ピーマンを加えて中火で
炒める。
3 ほうれん草の葉を加えて、しょうゆを回
し入れ、からめるように炒め合わせる。

87kcal 糖質6.5g 塩分1.5g

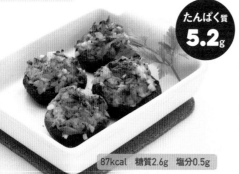

たんぱく質 5.2g

カレー風味でやみつきになる
しいたけのツナマヨ詰め

材料(2人分)
ツナ缶(水煮)…小1缶(60g)
しいたけ…8枚
玉ねぎ…⅙個
A マヨネーズ…大さじ1
カレー粉…小さじ⅙
塩、粗びき黒こしょう
…各少々
イタリアンパセリ…適量

作り方 18分
1 しいたけはかさと軸に分ける。
2 しいたけの軸、玉ねぎはみじん切りにする。
3 ツナ缶は缶汁をきって**A**、**2**とともに混
ぜ合わせる。
4 **3**を**1**のかさに詰めて、オーブントースタ
ーで8分ほど焼き、器に盛ってイタリア
ンパセリを添える。

87kcal 糖質2.6g 塩分0.5g

ピンチョス風にしても華やか
きゅうりとサーモンのチーズ巻き

たんぱく質 10.3g

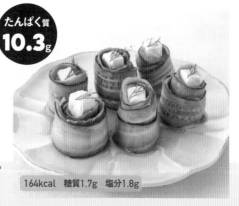

材料(2人分)
スモークサーモン
…6枚
きゅうり…1本
クリームチーズ…60g
岩塩、オリーブ油、
ディル…各適量

作り方 10分
1 きゅうりはピーラーでリボン状の薄切り
にする。クリームチーズは3cm長さの棒
状にして6等分に切る。
2 **1**のきゅうりを少しずらして2切れ並べ、ス
モークサーモン1枚とクリームチーズ1切
れを手前にのせて巻く。全部で6個作る。
3 器に盛り、岩塩、オリーブ油をかけ、デ
ィルをのせる。

164kcal 糖質1.7g 塩分1.8g

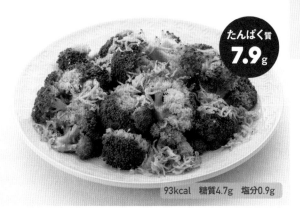

たんぱく質 7.9g

糖質の低いブロッコリーでささっとおかず

ブロッコリーのじゃこ炒め

93kcal　糖質4.7g　塩分0.9g

材料 (2人分)
ちりめんじゃこ…20g
ブロッコリー…1株
にんにくのみじん切り
　…1片分
ごま油…大さじ½
塩…小さじ⅙
こしょう…少々

作り方 12分
1 ブロッコリーは小房に分ける。塩ゆで(分量外)して水にとり、ざるにあげて水けをきる。
2 フライパンにごま油、にんにく、じゃこを入れて弱火にかけ、じゃこがカリカリになったら、1を加えて炒め、塩、こしょうをふる。

きんぴら風の味つけで食べごたえあり

にんじんとちくわの炒め煮

たんぱく質 2.9g

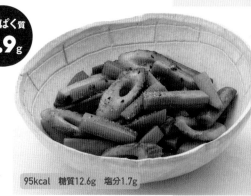

材料 (2人分)
ちくわ…1本
ごぼう…¼本
にんじん…1本
ごま油…小さじ1
A｜だし汁…¼カップ
　｜しょうゆ…大さじ1
　｜みりん…大さじ½
　｜砂糖…小さじ1
七味とうがらし…適量

作り方 18分
1 ちくわは斜め薄切りにする。ごぼうは4cm長さの4つ切りにする。にんじんはごぼうの大きさに合わせて棒状に切る。
2 フライパンにごま油を中火で熱し、ごぼう、にんじんを炒める。全体に油がまわったら、ちくわ、Aを加えて汁けがなくなるまで煮る。器に盛り、七味とうがらしをふる。

95kcal　糖質12.6g　塩分1.7g

くったりした小松菜にだしがしみる

小松菜のさつま揚げ煮

たんぱく質 3.1g

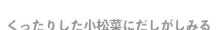
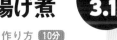
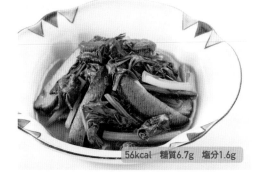

材料 (2人分)
さつま揚げ…1枚
小松菜…½束
A｜だし汁…¾カップ
　｜酒、しょうゆ…各大さじ1
　｜みりん…大さじ½
　｜砂糖…小さじ½

作り方 10分
1 さつま揚げは1cm幅に切り、小松菜はざく切りにする。
2 鍋にA、さつま揚げを入れて火にかけ、煮立ったら小松菜を加え、小松菜がしんなりしたら火を止める。

56kcal　糖質6.7g　塩分1.6g

塩けが効いた簡単おつまみ

大根とかまぼこの塩昆布あえ

たんぱく質 2.6g

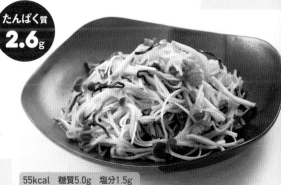

材料 (2人分)
かまぼこ…30g
大根…⅛本
貝割れ大根…10g
A｜ポン酢しょうゆ…大さじ1
　｜ごま油…小さじ1
塩昆布…5g

作り方 5分
1 かまぼこは細切り、大根はせん切り、貝割れ大根は半分に切る。
2 ボウルにAを混ぜ合わせ、1、塩昆布を加えてあえる。

55kcal　糖質5.0g　塩分1.5g

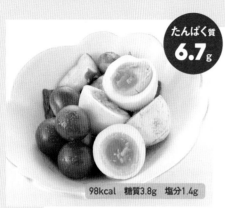

たんぱく質 6.7g

98kcal　糖質3.8g　塩分1.4g

スパイシー＆さっぱりでおつまみにも

野菜と卵のカレー漬け

材料（2人分）

卵…4個
きゅうり…½本
ミニトマト…4個
酢、塩…各少々
A｜酢…大さじ2
　｜カレー粉…小さじ1
　｜オリーブ油、塩
　｜　…各小さじ½

作り方 `10分（漬ける時間は除く）`

1 鍋に卵を入れ、ひたひたの水、酢を加えて火にかけ、煮立ったら7分ゆでて水にとり、殻をむく。

2 きゅうりは塩をふり、板ずりして水で洗い、すりこぎで軽くたたいて食べやすい大きさに切る。

3 ポリ袋に1、2、ミニトマト、Aを入れ、空気を抜いて口を閉じ、ひと晩漬ける。

シャキシャキレタスにまろやかソースがからむ

レタスの豆腐クリームあえ

たんぱく質 6.6g

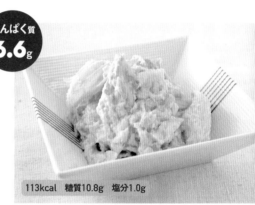

113kcal　糖質10.8g　塩分1.0g

材料（2人分）

豆腐（絹ごし）…½丁（150g）
玉ねぎ…½個
レタス…¼個
A｜牛乳…½カップ
　｜小麦粉…大さじ1
　｜顆粒コンソメスープの素
　｜　…小さじ1
塩、こしょう…各少々

作り方 `12分`

1 玉ねぎは乱切りにし、豆腐、Aとともにミキサーで攪拌する。

2 フライパンに1を入れて火にかけ、とろみがつくまで混ぜながら煮詰め、塩、こしょうで味を調える。

3 レタスは食べやすくちぎり、2とさっくりとあえる。

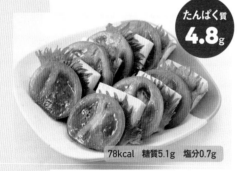

たんぱく質 4.8g

78kcal　糖質5.1g　塩分0.7g

よく水きりした豆腐がチーズのよう

和風カプレーゼ

作り方 `5分（水きりする時間は除く）`

1 豆腐は、ペーパータオルに包んで30分ほどおいて水きりをし、7〜8等分に切る。トマトは7〜8等分にスライスする。

2 器に豆腐、半分に切った青じそ、トマトを交互に盛り、合わせたAをかける。

材料（2人分）

豆腐（絹ごし）…½丁（150g）
トマト…1個
青じそ…4枚
A｜ポン酢しょうゆ…大さじ1
　｜サラダ油…小さじ½
　｜練りわさび…小さじ¼

韓国風の味つけがクセになる

じゃが納豆

材料（2人分）

納豆…1パック（40g）
卵黄…1個分
じゃがいも…2個
A｜コチュジャン、しょうゆ
　｜　…各大さじ½
　｜みりん…小さじ1
　｜ごま油…小さじ¼
小ねぎの小口切り…適量

作り方 `12分`

1 じゃがいもは洗ってラップで包み、電子レンジで竹串がスッと通るまで7分ほど加熱する。熱いうちに皮をむいてひと口大に切る。

2 ボウルに納豆、卵黄、Aを混ぜ合わせ、1を加えてあえる。器に盛り、小ねぎを散らす。

たんぱく質 6.6g

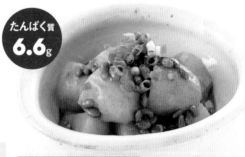

191kcal　糖質25.5g　塩分0.9g

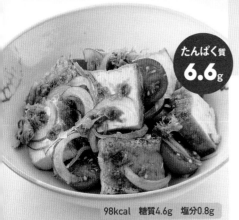

たんぱく質 **6.6**g

焼いた厚揚げが香ばしい
厚揚げとミニトマトのおかかあえ

材料（2人分）
厚揚げ…½枚（100g）
ミニトマト…6個
紫玉ねぎ…⅛個
しょうゆ…少々
A｜削り節…2g
　｜しょうゆ、酢…各大さじ½
　｜しょうがのすりおろし
　｜　…小さじ¼

作り方 10分
1 厚揚げは、はけでときどきしょうゆをぬ
　りながら、オーブントースターで5分ほ
　どこんがりとするまで焼き、色紙切りに
　する。
2 ミニトマトは横半分に切る。紫玉ねぎは
　薄切りにする。
3 ボウルにAを混ぜ合わせ、1、2を加えて
　あえる。

98kcal 糖質4.6g 塩分0.8g

具材の旨みを含んだ油揚げがおいしい
もやしの巾着煮

たんぱく質 **8.7**g

材料（2人分）
油揚げ…2枚（40g）
鶏ひき肉…30g
干ししいたけ…1枚
みつば…¼束
もやし…½袋（100g）
A｜酒、しょうゆ…各小さじ1
B｜だし汁…1½カップ
　｜砂糖…小さじ2
　｜酒、しょうゆ…各大さじ½

作り方 20分（もどす時間は除く）
1 干ししいたけはぬるま湯でもどして薄切
　りに、みつばはざく切りにする。もやし
　はゆでる。
2 ボウルにひき肉、Aを入れて練り混ぜ、1
　を合わせる。
3 油揚げは油抜きをして半分に切って開き、
　2を等分に詰めてつまようじでとめる。
　全部で4つ作る。
4 鍋にB、3を入れ、煮含める。

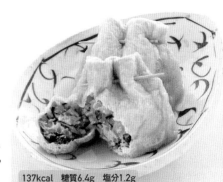

137kcal 糖質6.4g 塩分1.2g

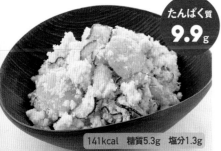

たんぱく質 **9.9**g

ヘルシーであっさりといただける
おからのポテサラ風

材料（2人分）
生おから…100g
むきえび…6尾
きゅうり…½本
玉ねぎ…⅛個
塩…少々
A｜牛乳…大さじ1½
　｜マヨネーズ…大さじ1
　｜酢…大さじ½
　｜砂糖、塩…各小さじ⅛
　｜こしょう…少々

作り方 12分
1 えびはあれば背ワタを除き、
　ゆでる。きゅうりは薄切りに、
　玉ねぎはみじん切りにし、
　ともに塩でもんで水けをし
　ぼる。
2 ボウルにおから、1を入れて
　合わせ、Aを加えてあえる。

141kcal 糖質5.3g 塩分1.3g

さっと炒めて野菜の食感を残して
大豆と切り干し大根のみそ炒め

たんぱく質 **5.6**g

材料（2人分）
大豆（水煮）…60g
切り干し大根…20g
にんじん…⅙本
しょうがのせん切り…1片分
ごま油…大さじ½
A｜みそ、みりん…各大さじ1
　｜酒、砂糖…各大さじ½

作り方 10分
1 切り干し大根はさっと洗っ
　て水けをかるくしぼる。に
　んじんは細切りにする。
2 鍋にごま油を熱し、しょうが、
　にんじんを炒め、切り干し
　大根、大豆を加えてさらに
　炒める。
3 2に合わせたAを加え、炒
　め合わせる。

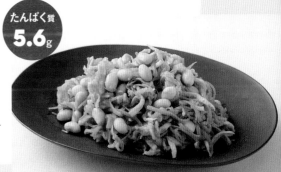

151kcal 糖質14.3g 塩分1.3g

素材別料理さくいん

● 赤字の中項目の素材名は五十音順です（ただし、魚介加工品のように素材を特定しないものは最後に記載するなど、若干の例外があります）。
● 素材項目内の料理名は掲載順です。

肉

魚介

卵

大豆製品

乳製品

監修 工藤孝文

糖尿病内科医・統合医療医・漢方医。福岡大学医学部卒業後、アイルランド、オーストラリアへ留学。現在は、福岡県のみやま市工藤内科院長として、地域医療に力を注いでいる。専門は、糖尿病・高血圧・脂質異常症などの生活習慣病、漢方治療・ダイエット治療など多岐にわたる。NHK「あさイチ」、日本テレビ「世界一受けたい授業」、フジテレビ「ホンマでっか!?TV」などテレビ出演多数。著書・監修書籍は100冊以上に及ぶ。日本糖尿病学会・日本高血圧学会・日本肥満学会・日本東洋医学会・小児慢性疾病指定医。

食のスタジオ

レシピ・栄養サポート・編集制作・レシピコンテンツの販売まで、食の業務を一貫して行う専門会社。管理栄養士、編集者など、食の知識と技術を身につけたスタッフで構成されている。著書多数。
HP　https://www.foodst.co.jp/

STAFF

料理レシピ制作（五十音順）
市瀬悦子　今泉久美　大越郷子　検見﨑聡美
小林まさみ　食のスタジオ　舘野鏡子
豊口裕子　夏梅美智子　林幸子　武蔵裕子

撮影（五十音順）
青木悦子　大関清貴　巣山サトル　徳山喜行
中川朋和　前田一樹　盛谷嘉主輔　山下千絵
吉田彩子　渡辺七奈

栄養計算
食のスタジオ（内山由香）

デザイン
mocha design

イラスト
平松慶

編集
食のスタジオ（奈良部麻衣、横江菜々子、矢川咲恵）

校正
西進社

たんぱく質がしっかりとれるおかず 300品

2023年9月24日　第1刷発行

監修　　　工藤孝文
編者　　　株式会社 食のスタジオ
発行人　　松井謙介
編集人　　長崎　有
企画編集　広田美奈子
発行所　　株式会社 ワン・パブリッシング
　　　　　〒110－0005 東京都台東区上野3-24-6
印刷所　　共同印刷株式会社
製本所　　株式会社 若林製本工場

●この本に関する各種お問い合わせ先
　内容等のお問い合わせは、下記サイトのお問い合わせフォームよりお願いします。
　https://one-publishing.co.jp/contact/

　不良品（落丁、乱丁）については　Tel 0570-092555
　業務センター　〒354-0045 埼玉県入間郡三芳町上富279-1

　在庫・注文については書店専用受注センター　Tel 0570-000346

ワン・パブリッシングの書籍・雑誌についての新刊情報・詳細情報は、下記をご覧ください。
https://one-publishing.co.jp/